恶性肿瘤护理与健康指导

编 著 孙 静

四川科学技术出版社

图书在版编目（CIP）数据

恶性肿瘤护理与健康指导/孙静编著. —成都：
四川科学技术出版社，2024.7. —ISBN 978 - 7 - 5727
- 1424 - 5

Ⅰ. R473.73

中国国家版本馆 CIP 数据核字第 20240F26T5 号

恶性肿瘤护理与健康指导
EXING ZHONGLIU HULI YU JIANKANG ZHIDAO

编　著　孙　静

出 品 人　程佳月
责任编辑　欧晓春
封面设计　刘　蕊
责任出版　王　英
出版发行　四川科学技术出版社
　　　　　成都市锦江区三色路 238 号　邮政编码 610023
　　　　　官方微博：http://weibo.com/sckjcbs
　　　　　官方微信公众号：sckjcbs
　　　　　传真：028 - 86361756
成品尺寸　210mm×145mm
印　　张　8
字　　数　200 千
印　　刷　成都一千印务有限公司
版　　次　2024 年 7 月第 1 版
印　　次　2024 年 7 月第 1 次印刷
定　　价　48.00 元

ISBN 978 - 7 - 5727 - 1424 - 5

邮　　购：成都市锦江区三色路 238 号新华之星 A 座 25 层　邮政编码：610023
电　　话：028 - 86361770

前　言

　　恶性肿瘤威胁着人类的健康，严重影响着人类的生命质量。在我国，近20年来恶性肿瘤诊疗的患病率和死亡率显著上升。随着医学科学技术的发展，近年来对恶性肿瘤诊疗及护理水平不断提高。为了反映当前常见恶性肿瘤的最新研究成果，更好地为临床工作服务，笔者广泛收集国内外近期文献，认真总结自身经验，编写成《恶性肿瘤护理与健康指导》一书。

　　全书对各种常见恶性肿瘤分别进行介绍，集中反映了国内外肿瘤医疗和护理专家、学者们多年来辛勤耕耘的成就，反映了恶性肿瘤的综合治疗及相关护理技术的科研成果及进展。本书强调实用性，其题材新颖、结构严谨，可作为临床医护工作者及医护院校师生的参考书。

　　由于笔者水平所限，加之肿瘤护理专业发展甚快，书中难免出现不足之处，衷心希望同道们对书中不足之处给予批评指正。

编　者

2023 年 12 月

目　录

第一章　头颈部肿瘤

第一节　颅内肿瘤

颅内肿瘤约占身体各部位肿瘤的 1.8%。儿童因身体其他部位肿瘤较少，颅内肿瘤所占比例高达 7%，发病率与致死率仅次于白血病，约 1/4 儿童肿瘤的死因是颅内肿瘤。颅内肿瘤占 1.4%~6%，在全身恶性肿瘤引起的死亡中排在第 10 位。

一般说来，颅内肿瘤的总体发病率并无显著的性别差异。但根据我国 12 个医院神经外科 22 547 例颅内肿瘤的统计结果，男女之比为 1.89:1。某些肿瘤有明显的性别差异，如松果体区生殖细胞瘤以男性儿童最多见，脑膜瘤、垂体腺瘤以女性多见。

一、病因

颅内肿瘤发病原因尚不明确。病因学调查归纳起来分为环境因素与宿主因素两类。

（一）环境因素

环境致病源包括：

1. 物理因素

如离子射线与非离子射线。

2. 化学因素

如亚硝胺化合物、杀虫剂、石油产品、橡胶、多环芳香烃等化学物质。

3. 感染因素

如致瘤病毒感染和其他感染。

除了治疗性的离子射线照射因素以外，迄今还没有毫无争议的环境因素。

（二）宿主因素

宿主的疾病史、个人史、家族史同颅内肿瘤发生发展的关系，有些已经肯定，有些并未得到广泛的认可，而有些已基本排除。

乳腺癌患者中脑膜瘤的发病率高于普通妇女。女性孕期体内激素的变化也可能促进脑膜瘤与泌乳素细胞腺瘤的生长。某些颅内肿瘤的发生具有家族背景或遗传因素。估计有 5% 的颅内肿瘤具有遗传背景。

二、发病机制

颅腔除枕骨大孔外是一封闭的结构，当颅内发生肿瘤时，正常脑组织、脑脊液循环、脑静脉会受到挤压，表现为颅内高压和肿瘤处局部脑组织受损的症状。如肿瘤增大，则颅内压增高会继续发展，最终导致脑疝。小脑扁桃体疝入枕骨大孔时延髓受压，可引起呼吸麻痹甚至死亡。

三、2021 版世界卫生组织（WHO）中枢神经系统（CNS）肿瘤完整分类

（一）胶质瘤、胶质神经元肿瘤和神经元肿瘤

1. 成人型弥漫性胶质瘤
1）星形细胞瘤，IDH* 突变型。
2）少突胶质细胞瘤，IDH 突变伴 1p/19q 联合缺失型。
3）胶质母细胞瘤，IDH 野生型。

---

* IDH 为异柠檬酸脱氢酶。

2. 儿童型弥漫性低级别胶质瘤

1）弥漫性星形细胞瘤，伴 *MYB* 或 *MYBLI* 改变。

2）血管中心型胶质瘤。

3）青少年多形性低级别神经上皮肿瘤。

4）弥漫性低级别胶质瘤，伴 MAPK* 信号通路改变。

3. 儿童型弥漫性高级别胶质瘤

1）弥漫性中线胶质瘤，伴 H3K27 改变。

2）弥漫性半球胶质瘤，H3G34 突变型。

3）弥漫性儿童型高级别胶质瘤，H3 及 IDH 野生型。

4）婴儿型半球胶质瘤。

4. 局限性星形细胞胶质瘤

1）毛细胞型星形细胞瘤。

2）具有毛样特征的高级别星形细胞瘤。

3）多形性黄色星形细胞瘤。

4）室管膜下巨细胞星形细胞瘤。

5）脊索样胶质瘤。

6）星形母细胞瘤，伴 *MNI* 改变。

5. 胶质神经元肿瘤和神经元肿瘤

1）节细胞胶质瘤。

2）婴儿促纤维增生型节细胞胶质瘤/婴儿促纤维增生型星形细胞瘤。

3）胚胎发育不良型神经上皮肿瘤。

4）具有少突胶质细胞瘤样特征及簇状核的弥漫性胶质神经元肿瘤。

5）乳头状胶质神经元肿瘤。

6）形成菊形团的胶质神经元肿瘤。

---

* MAPK 为丝裂原活化蛋白激酶。

7）黏液样胶质神经元肿瘤。

8）弥漫性软脑膜胶质神经元肿瘤。

9）节细胞瘤。

10）多结节及空泡状神经元肿瘤。

11）小脑发育不良性节细胞瘤（Lhermitte – Duclos 病）。

12）中枢神经细胞瘤。

13）脑室外神经细胞瘤。

14）小脑脂肪神经细胞瘤。

6. 室管膜肿瘤

1）幕上室管膜瘤。

（1）幕上室管膜瘤，*ZFTA* 融合阳性。

（2）幕上室管膜瘤，*YAPI* 融合阳性。

2）颅后窝室管膜瘤。

（1）颅后窝室管膜瘤，PFA 组。

（2）颅后窝室管膜瘤，PFB 组。

3）脊髓室管膜瘤。

脊髓室管膜瘤，伴 *MYCN* 扩增。

4）黏液乳头型室管膜瘤。

5）室管膜下瘤。

（二）脉络丛肿瘤

1）脉络丛乳头状瘤。

2）不典型脉络丛乳头状瘤。

3）脉络丛癌。

（三）胚胎性肿瘤

1. 髓母细胞瘤

1）髓母细胞瘤分子分型

（1）髓母细胞瘤，WNT 活化型。

（2）髓母细胞瘤，SHH 活化/*TP53* 野生型。

（3）髓母细胞瘤，SHH 活化/*TP53* 突变型。

（4）髓母细胞瘤，非 WNT/非 SHH 活化型。

2）髓母细胞瘤组织学分型。

2. 其他类型的 CNS 胚胎性肿瘤

1）非典型畸胎样/横纹肌样肿瘤。

2）筛状神经上皮肿瘤。

3）伴多层菊形团的胚胎性肿瘤。

4）CNS 神经母细胞瘤，*FOXR2* 激活型。

5）伴 *BCOR* 内部串联重复的 CNS 肿瘤。

6）CNS 胚胎性肿瘤。

（四）松果体肿瘤

1）松果体细胞瘤。

2）中分化松果体实体瘤。

3）松果体母细胞瘤。

4）松果体区乳头状肿瘤。

5）松果体区促纤维增生型黏液样肿瘤，*SMARCBI* 突变型。

（五）脑神经和椎旁神经肿瘤

1）神经鞘瘤。

2）神经纤维瘤。

3）神经束膜瘤。

4）混合型神经鞘瘤。

5）恶性黑色素性神经鞘瘤。

6）恶性外周神经鞘瘤。

7）副神经节瘤。

（六）脑（脊）膜瘤

脑（脊）膜瘤。

（七）间叶性非脑膜上皮来源的肿瘤

1. 软组织肿瘤
1）成纤维细胞和肌纤维母细胞来源的肿瘤
孤立性纤维性肿瘤。
2）血管来源的肿瘤
（1）血管瘤和血管畸形。
（2）血管母细胞瘤。
3）横纹肌来源的肿瘤
横纹肌肉瘤。
4）尚未明确的分类
（1）颅内间叶性肿瘤，*FET – CREB* 融合阳性。
（2）伴 *CIC* 重排的肉瘤。
（3）颅内原发性肉瘤，*DICER1* 突变型。
（4）尤文氏肉瘤。
2. 软骨及骨肿瘤
1）成软骨性肿瘤
（1）间叶性软骨肉瘤。
（2）软骨肉瘤。
2）脊索肿瘤
脊索瘤（包含差分化型脊索瘤）。

（八）黑色素细胞肿瘤

1. 弥漫性脑膜黑色素细胞肿瘤
脑膜黑色素细胞增多症和脑膜黑色素瘤病。

2. 局限性脑膜黑色素细胞肿瘤

脑膜黑色素细胞瘤和脑膜黑色素瘤。

（九）淋巴和造血系统肿瘤

1. 淋巴瘤

1）CNS 淋巴瘤

（1）CNS 原发性弥漫性大 B 细胞淋巴瘤。

（2）免疫缺陷相关的 CNS 淋巴瘤。

（3）淋巴瘤样肉芽肿。

（4）血管内大 B 细胞淋巴瘤。

2）CNS 各种罕见淋巴瘤

（1）硬脑膜 MALT 淋巴瘤。

（2）CNS 的其他低级别 B 细胞淋巴瘤。

（3）间变性大细胞淋巴瘤（ALK^+/ALK^-）。

（4）T 细胞或 NK/T 细胞淋巴瘤。

2. 组织细胞肿瘤

1）Erdheim – Chester 病。

2）Rosai – Dorfman 病。

3）幼年性黄色肉芽肿。

4）朗格汉斯细胞组织细胞增生症。

5）组织细胞肉瘤。

（十）生殖细胞肿瘤

1）成熟型畸胎瘤。

2）未成熟型畸胎瘤。

3）畸胎瘤伴体细胞恶变。

4）生殖细胞瘤。

5）胚胎性癌。

6）卵黄囊瘤。

7）绒毛膜癌。

8）混合性生殖细胞肿瘤。

（十一）鞍区肿瘤

1）造釉细胞型颅咽管瘤。

2）乳头型颅咽管瘤。

3）垂体细胞瘤，鞍区颗粒细胞瘤和梭形细胞嗜酸细胞瘤。

4）垂体腺瘤/PitNET*。

5）垂体母细胞瘤。

（十二）CNS 的转移性肿瘤

1）脑和脊髓实质的转移性肿瘤。

2）脑膜的转移性肿瘤。

四、护理评估

（一）临床表现

颅内肿瘤症状与体征的出现及进展与肿瘤所在部位及病理性质有关。生长迅速或位于重要脑功能区及在脑室系统生长的肿瘤，其症状与体征常比生长缓慢或位于"沉默区"的肿瘤出现得早。

1. 一般症状与体征

一般症状主要由颅内高压所引起。头痛、呕吐及视力障碍共称为颅内高压三主征。

1）头痛：颅内高压或肿瘤本身压迫、牵拉颅内敏感结构时

---

* PitNET 为垂体神经内分泌肿瘤。

会引起头痛，出现在 50%～60% 原发性颅内肿瘤和 35%～50% 颅内转移瘤患者中，表现为发作性头痛，清晨或睡眠为重，常在用力、打喷嚏、咳嗽、低头及大便时加重。头痛部位一般无定位意义，但幕上肿瘤的患者常感觉额颞部疼痛，且可能以病变侧为重；幕下肿瘤则枕颈部疼痛显著，偶尔出现头顶或眶后疼痛。

2）呕吐：颅内肿瘤导致呕吐的原因包括颅内高压降低了大脑皮质兴奋性，进而对下丘脑自主神经中枢抑制作用下降；颅内高压引起迷路水肿；脑积水牵张或肿瘤直接刺激第四脑室底的呕吐中枢。呕吐常出现于剧烈头痛时，易在早晨发生；颅后窝肿瘤常较早出现呕吐，并可因直接压迫呕吐中枢而呈喷射性。

3）视力障碍：主要表现为视盘水肿和视力减退。视盘水肿早期往往无视力减退或仅为一过性视力下降。当视盘水肿持续存在数周或数月以上，可发生继发性视盘萎缩，视野向心性缩小，甚至失明。

除上述三主征外，还可出现黑矇、复视、头晕、猝倒、淡漠、意识障碍、大小便失禁、脉搏徐缓及血压增高等征象。前囟膨隆、头围增大及颅缝分离现象可在儿童颅内高压患者中出现，并可因脑积水使叩诊呈破罐音。症状常进行性加重。

2. 局灶症状及体征

若颅内肿瘤位于脑重要功能区及其附近，由于压迫或破坏，导致神经功能缺失，这时诊断定位有重要意义。

1）大脑半球肿瘤：破坏性病灶者出现偏瘫、失语、肢体感觉障碍或精神障碍；刺激性病灶者出现癫痫发作、幻嗅、幻视等症。非功能区肿瘤通常无上述症状。

2）小脑半球肿瘤：可引起眼球水平震颤、病侧共济失调、肌张力低下等，小脑蚓部肿瘤可引起躯干性共济失调，小脑半球肿瘤则出现同侧肢体共济失调。

3）桥小脑角肿瘤：以听神经瘤最常见。早期为病侧耳鸣和进行性听力减退。逐渐出现同侧第Ⅴ、Ⅶ对脑神经功能障碍和小脑症状。晚期可有舌咽和迷走神经受累。

4）脑干肿瘤：产生交叉性感觉和（或）运动障碍。即病变侧出现脑神经受损，而病变对侧出现中枢性瘫痪。

5）第Ⅲ脑室邻近肿瘤：定位体征较少，主要表现是颅内压增高的症状。影响下视丘时可出现睡眠障碍、体温异常、尿崩症和肥胖等。

6）蝶鞍区肿瘤：蝶鞍区主要结构为视交叉和垂体，肿瘤的典型表现是视觉和内分泌障碍。可有双眼视力下降，双颞侧偏盲直至双目失明，视乳头原发性萎缩。嫌色细胞瘤导致肥胖、生殖无能。嗜酸性细胞腺瘤表现为肢端肥大症或巨人症。促肾上腺皮质激素（ACTH）腺瘤可致 ACTH 综合征。

3. 远隔症状

远隔症状是指由于肿瘤和颅内压力增高引起脑组织移位，神经受牵拉和压迫而产生的一些局部症状。如展神经受压和牵拉而出现复视；一侧大脑半球肿瘤将脑干推向对侧，使对侧大脑脚受压产生病灶侧偏瘫等。

4. 各类不同性质颅内肿瘤的特点

1）神经胶质瘤：来源于神经外胚叶及其衍生的各种胶质细胞，是颅内最常见的恶性肿瘤，占颅内肿瘤的 40% ~ 45%。其中髓母细胞瘤恶性程度最高，好发于儿童颅后窝中线部位，常占据第四脑室，堵塞导水管引发脑积水，对放射治疗（简称放疗）敏感；多形性胶质母细胞瘤，亦为极恶性，对放疗、化学治疗（简称化疗）均不敏感；星形细胞瘤恶性程度较低，约占胶质瘤的 40%，生长缓慢，常有囊性变，切除彻底者可望根治；室管膜瘤，约占胶质瘤的 7%，亦有良、恶性之分，后者时有术后复发。

2）脑膜瘤：发生率仅次于脑胶质瘤，约占颅内肿瘤的

20%，好发于中年女性，良性居多，病程长，多见于矢状窦旁和颅底部，瘤体供血丰富，多数颅内颅外双重供血，手术失血一般较多，如能全切，预后良好。

3）垂体腺瘤：为来源于垂体前叶的良性肿瘤，发病率日渐增多，约占颅内肿瘤的10%，生长缓慢，好发于青壮年。根据瘤细胞分泌功能不同分为催乳素瘤（PRL瘤）、生长激素瘤（GH瘤）、ACTH腺瘤及混合瘤等。瘤体较小限于鞍内者可经鼻—蝶窦入路行显微手术切除，肿瘤大者需经前额底部入路剖颅手术切除，大部分患者术后需加放疗，术后垂体功能低下者，应给予相应激素的替代治疗，出现尿崩症者需投以适量的抗利尿激素。

4）听神经瘤：系第Ⅷ对脑神经前庭支上所生长的良性脑肿瘤，一般位于桥小脑角，约占颅内肿瘤的10%，良性。直径小于3 cm者可用γ刀照射治疗，直径大者需剖颅手术。术后应注意面神经功能障碍的保护及后组脑神经的损伤，特别是闭眼与吞咽功能有无障碍。

5）颅咽管瘤：为先天性良性肿瘤，约占颅内肿瘤的5%，位于鞍区，多见于儿童及青少年，患病者男多于女。常为囊性，与周围重要结构粘连较紧，难以全切，易复发。

（二）实验室及其他检查

1. X线颅骨平片

可以反映累及颅骨的颅脑病理改变。阅片时注意有无下述表现：颅内高压、松果体钙化及移位、异常钙化、骨破坏和（或）增生、内听道扩大、蝶鞍扩大或局限性鞍底骨质破坏。

2. 脑血管造影

脑血管造影不作为颅内肿瘤的常规诊断手段，但可用于术前评估肿瘤与重要血管的解剖关系和肿瘤血供及术前栓塞，或用于鉴别诊断。

3. 电子计算机断层扫描（CT）检查

CT密度分辨率高，并易于显示颅内肿瘤含有的钙斑、骨骼、脂肪和液体；CT可同时显示脑室、脑池、硬脑膜和颅骨，利于了解肿瘤与毗邻的解剖关系。CT对比增强扫描可了解肿瘤血供及对血—脑屏障的破坏情况，利于肿瘤的显示和定性。螺旋CT使冠状位及矢状位重建图像的分辨率同轴位重建图像相同，三维成像、分割成像和CT血管造影提高了CT对颅内肿瘤诊断的正确率。

4. 磁共振（MRI）检查

MRI具有优良的软组织分辨力，多平面成像使病变定位更准确，血管流空效应及多种成像方法与脉冲序列技术促进了颅内肿瘤的定性诊断，为颅内肿瘤诊断的金标准。但MRI对骨质和钙化不敏感、检查时间长、急症患者不易配合。MRI增强扫描可以提高肿瘤的检出率，发现MRI平扫上阴性或易被忽视的病变。但对比增强可掩盖病变固有的迟豫特性，所以注射造影剂前应常规先做平扫。磁共振弥散成像、灌注成像和MRI波谱对颅内肿瘤的定性诊断也有帮助。

5. 神经系统核医学检查（包括PET与SPECT检查）

1）PET可在分子水平检测和识别人体在疾病状态下与新陈代谢有关的组织细胞内的生理和生化改变，可先于CT和MRI解剖学图像改变之前提供有价值的诊断信息，用于早期诊断颅内肿瘤，还可区分良恶性肿瘤、观察术后残余肿瘤或瘢痕。

2）SPECT可以根据颅内肿瘤对示踪剂的摄取情况判断肿瘤的生长是否活跃、肿瘤的恶性程度，区分肿瘤复发与放射性坏死灶。

6. 其他

1）腰椎穿刺及脑脊液检查：一般只用于鉴别诊断，对颅内高压及颅后窝肿瘤患者一定要慎重。

2）听觉/视觉诱发电位：根据波幅和波间起伏期变化辅助诊断前庭神经施万细胞瘤/前视路受压。

3）实验室检查：用于少部分肿瘤的临床诊断与监测。甲胎蛋白与 β 绒毛膜促性腺激素是诊断和监测颅内生殖细胞起源肿瘤最具特征性的标记物，但血浆值正常并不能完全排除诊断，检测脑脊液值为标准方法。

4）放射免疫超微检测法：可直接测定垂体和下丘脑分泌的多种内分泌激素，也可用于垂体功能试验，对垂体腺瘤的早期诊断和疗效评估，以及蝶鞍区肿瘤的鉴别诊断起重要作用。

（三）其他评估

患者及家属对疾病、治疗方法及预后的认知和态度，患者的情绪状态及家庭经济状况等。

五、治疗

目前治疗颅内肿瘤仍以手术治疗为主，辅以化疗和放疗，有颅内压增高者需同时行脱水治疗。

（一）降低颅内压

颅内压增高是颅内肿瘤产生临床症状并危及患者生命的重要病理生理环节。降低颅内压在颅内肿瘤治疗中处于十分重要的地位。

（二）手术治疗

手术治疗是颅内肿瘤最常用的方法，一旦诊断确立且定位可靠时，应及早手术治疗。良性肿瘤如能切除，可获得治愈。如肿瘤生长在重要部位而不能被全部切除，也应尽可能地多切除肿瘤组织以利于缓解由于肿瘤压迫脑组织而引起的症状，也可减轻其后放疗或化疗的肿瘤负荷。总之，由于多数颅内肿瘤生长在中枢神经系统，手术难度较大，死亡率和致残率也较高，其手术方式应根据肿瘤部位、性质及术者技术条件来决定。一般包括肿瘤切除、内减压术、外减压术、姑息手术等。

（三）放疗

1. 放疗适应证

手术治疗是颅内肿瘤最常用的治疗方法，但离根治尚有较大距离，尤其是生长在重要的部位如脑干、内囊及侵犯范围较广的肿瘤。颅内肿瘤术后多辅以放疗，能起到减少复发、延长生命的作用。其适应证如下：

1）手术未能彻底切除者（实际上大多数胶质瘤不能完全切除）。

2）肿瘤位于极重要的部位，手术切除危及患者生命者，如中脑、脑桥、皮质运动区，外科单纯探查取活组织检查者。

3）有明确的临床症状和体征但无组织学证据（如脑干肿瘤）。

4）手术完全切除后复发，无再次手术指征。

5）垂体肿瘤。

6）脑转移瘤。

2. 放疗禁忌证

1）手术能彻底切除的良性肿瘤。

2）放疗后短期内复发，不宜再次放疗者。

3）顽固性颅内高压，不能解除者。

3. 放疗的注意事项

1）详细地询问病史、体格检查，明确病理类型及分级、病变范围、手术切除范围等，然后决定照射部位、范围及剂量。

2）尽量保护正常脑组织、眼球、脑干等。

3）最好在颅内压控制较好的情况下开始照射。手术应同时切取一部分颅骨，以缓解颅内高压。

4）一般在术后2~3周开始放疗。

（四）化疗

近年来治疗颅内肿瘤有许多新发展。化疗药物品种不少，但许多药物因血—脑屏障的关系，进入脑内达不到有效浓度而归于无效，故成熟的经验很少。

目前认为对颅内肿瘤疗效较好，又能通过血—脑屏障的抗癌药物包括亚硝基脲类（BCNU、CCNU）、替尼泊苷（VM－26）等。如卡莫司汀（BCNU）125 mg溶入葡萄糖液中静脉滴注，连续2~3天为1个疗程。用药后4~6周若血象正常可行第2个疗程。单用卡莫司汀有效率为31%~57%。

洛莫司汀（CCNU）与BCNU作用大致相同，但可口服，对造血功能有明显的延迟性抑制作用。口服每次80 mg，连续服用2天为1个疗程。

近年来，国内第四军医大学采用恶性脑肿瘤埋化疗囊的治疗方法，先手术切除部分瘤体，然后把化疗囊埋进残瘤腔内，每月向化疗囊中注射一次卡莫司汀，药物转流至瘤体内杀灭瘤细胞，短期内有效药物转流至瘤体内杀灭瘤细胞，近期有效率在90%以上。此法不产生全身副作用，患者痛苦小。无须再进行放疗。

（五）生物学治疗

近年发现干扰素（IFN）具有多种生物活性，不仅对病毒，而且对某些颅内肿瘤有抑制增殖的效果。

（六）其他治疗

1. 溴隐亭

国外报道 12 例垂体腺瘤患者，其中 9 例为 PRL 瘤，2 例为 GH 瘤，1 例激素浓度正常。经口服单次剂量溴隐亭 2.5 mg，8 小时后 PRL 浓度即降至基线水平的 65% ~95%，每日继服2.5 ~ 7.5 mg 后，有 7 例 PRL 瘤患者血清 PRL 浓度降至正常范围，且一般情况改善，溴隐亭不仅可降低垂体腺瘤患者的血中 PRL 浓度，而且可使瘤体积缩小。据报道肿瘤回缩一般需用药 3 个月，也有治疗 4 ~6 周即见明显效果者。另有人认为，对瘤体超出蝶鞍的 PRL 瘤用溴隐亭治疗效果优于手术。

2. 赛庚啶

通过拮抗血清素而使 ACTH 分泌减少，皮质醇降至正常，且昼夜节律及地塞米松抑制试验恢复正常，治疗垂体促肾上腺皮质激素瘤（又称库欣病）可使临床症状改善。国内有人用本药治疗 4 例库欣病患者（其中 1 例为垂体腺瘤术后），每日用量12 ~ 20 mg，随访 6 个月至 1 年，症状稳定者 3 例，1 例病情加重。

3. 生长抑制素（SS）

SS 及其类似物可抑制垂体腺瘤分泌 PRL 和 ACTH，并可抑制由促甲状腺素释放激素（TRH）引起的 TSH 分泌和由纳尔综合征、库欣病引起的 ACTH 分泌，临床使用适当剂量的外源性 SS，可有针对性地治疗 GH 瘤、ACTH 腺瘤、TSH 瘤和 PRL 瘤等。尤其对手术、放疗或溴隐亭治疗失败的垂体腺瘤患者，单用或合用 SS 及促性腺激素释放激素更为适宜。有研究表明，有 5 例 GH 瘤患者均行垂体腺瘤切除术，但术后血 GH 仍明显高于正常，用 SS 后血 GH 全部降至正常水平，且 SS 的不良反应很小。

4. 激素类药物

已有脑膜瘤细胞体外培养试验证实，生理浓度的雌二醇和孕酮可以刺激肿瘤细胞生长，而孕酮受体拮抗剂或药理浓度的孕酮可抑制其生长。但已有的临床实验报告尚未得到满意效果，可能与脑膜瘤生长缓慢，临床疗效难以观察，病例未经性激素受体测定筛选等有关。

六、预后

颅内肿瘤的预后，主要取决于肿瘤的性质、部位、患者就诊时全身状态及治疗情况。

七、预防

避免或减少蒽类化合物及亚硝基类化合物的摄入，避免不必要的放射线对人体的照射。注意微量元素的摄入，特别注意对锌的补充。有颅内肿瘤家族史者和男性性欲亢进者，应定期到医院检查和治疗。

八、护理问题

（一）有受伤的危险

神经系统功能障碍导致的视力障碍、肢体感觉运动障碍、语言功能障碍等均可能导致患者受伤。

（二）潜在并发症

颅内肿瘤的潜在并发症有颅内压增高及脑疝、颅内出血、感染、中枢性高热、尿崩症、胃出血、顽固性呃逆、癫痫发作等。

九、护理

（一）手术前患者的护理

1. 心理护理

颅脑手术对生命威胁大，护士应向患者解释手术的目的、意义，消除患者对手术的紧张、恐惧、绝望心理。同时做好家属的安慰工作，克服悲观情绪，以乐观积极的心理状态配合治疗、护理，以利术后康复。

2. 生活护理

戒烟酒，保持大便通畅；有视力、听力障碍的患者，在住院期间服药、进食需给予特殊照顾；加强营养，预防电解质紊乱。

3. 手术前 1 天准备

1）根据医嘱配血或自体采血，以备术中用血。

2）做青霉素及普鲁卡因皮肤试验，以备术中、术后用药。

3）常规备皮：剃头或剪鼻毛。若要求在手术室剃头者，嘱患者术前一周每天洗头，保持头部清洁。检查头部是否有毛囊炎，头皮是否有损伤。

4）修剪指、趾甲，洗澡，让患者更换清洁衣裤。

5）嘱患者术前晚 10 点开始禁食、禁水，包括明晨早饭，以免术中因呕吐而误吸。

6）对于术前晚睡眠差及心理紧张的患者，按医嘱给予适当镇静剂，帮助其入睡。

4. 手术晨准备

1）测体温、脉搏、呼吸，并绘制于体温单上。如有异常及时通知医生。

2）剃头完毕后，头部用 0.1% 苯扎溴铵酊溶液消毒头皮，并戴上手术帽。

3）嘱患者脱去内衣裤，换上干净的患者服，除去身上贵重物品，取下假牙，并嘱患者排空膀胱。

4）若患者发生异常情况，如女患者月经来潮、体温异常（超过37.5℃），应及时与医生联系。

5）准备好病历，CT及MRI片等，以便带入手术室。

6）手术室工人来接患者时和当班护士共同查对床号、姓名以及交接贵重药品。

（二）手术后护理

1）术后患者应进监护室，进行特别护理。随时观察血压、脉搏、呼吸和体温的动态变化和意识、瞳孔及肢体活动情况，每1~2小时测试1次并记录。患者麻醉未完全清醒前或病情危重时应取侧卧位或仰卧位，头偏向一侧，避免舌后坠影响呼吸，防止口腔、咽部分泌物和呕吐物误吸入气管，造成窒息和吸入性肺炎。患者清醒、血压正常后可取头高（15°~30°）斜坡位，有助于颅内静脉回流，改善脑供血，缓解脑水肿和脑缺氧，从而减轻面部浮肿。

2）术后24小时内帮助患者翻身时动作应轻柔，避免头颅震动和过度扭动。嘱患者勿用力咳嗽或排便，以免发生术后继发性颅内出血和急性颅内高压。注意勿折压瘤腔内引流管，观察引流液的量和颜色，如引流量过多且呈血性，应警惕颅内出血。出现癫痫发作时，执行癫痫的护理常规。

3）术后常规静脉应用抗生素和脱水剂，预防感染和对抗脑水肿，有神经功能障碍症状时加用促神经代谢药物，以改善神经细胞代谢和促进神经功能的恢复。

（三）术后并发症的观察和护理

1. 出血

颅内出血是脑手术后最危险的并发症，多发生在术后 24～48 小时。患者往往有意识改变，表现为意识清楚后又逐渐嗜睡、反应迟钝甚至昏迷。大脑半球手术后出血常有幕上血肿表现，或出现颞叶钩回疝征象；颅后窝手术后出血具有幕下血肿特点，常有呼吸抑制甚至枕骨大孔疝表现；脑室内术后出血可有高热、抽搐、昏迷及生命体征紊乱。术后出血的主要原因是术中止血不彻底或电凝止血痂脱落，其他如患者呼吸道不畅、二氧化碳蓄积、躁动不安、用力挣扎等引起颅内压骤然增高也可造成再次出血。故术后应严密观察，避免增高颅内压的因素；一旦发现患者有颅内出血征象，应及时报告医生，并做好再次手术止血的准备。

2. 感染

颅脑手术后常见有切口感染、脑膜脑炎及肺部感染。切口感染多在术后 3～5 天发生，患者感到切口处再次疼痛，局部有明显的水肿、压痛及皮下积液表现。严重的切口感染可以影响骨膜甚至并发颅骨骨髓炎。脑膜脑炎因切口感染伴脑脊液外漏而导致颅内感染。肺部感染一般多在术后一周左右，常发生于意识不清的患者。护理中需保持呼吸道通畅，并加强营养及基础护理。

3. 中枢性高热

中枢性高热多于术后 48 小时内出现，常伴有意识障碍、瞳孔缩小、脉搏快速、呼吸急促等自主神经功能紊乱症状。对于中枢性高热用一般物理降温效果不佳，需及时采用冬眠低温治疗。

4. 尿崩症

术后尿崩症主要发生于鞍上手术后。若累及垂体柄、丘脑下部视上核到垂体后叶的纤维束，影响抗利尿激素的分泌，则出现多尿、多饮、口渴，每天尿量在数千毫升以上，多者甚至可达 1

万 ml，比重通常在 1.005 以下。对尿崩症患者应准确记录出入量，根据尿量和血液电解质变化调整用药剂量。

5. 胃出血

下丘脑及脑干受损后可引起应激性胃黏膜糜烂、溃疡、出血。患者呕吐大量血性或咖啡色胃内容物，并伴有呃逆、腹胀及黑便等症状，出血量多时可发生休克。可给予雷尼替丁等药物预防，一旦发现胃出血，应立即放置胃管，抽净胃内容物后用少量冰水洗胃、经胃管或全身应用止血药物，必要时输血。

6. 顽固性呃逆

顽固性呃逆常发生在第三、第四脑室或脑干手术后患者。膈肌痉挛导致的呃逆影响患者呼吸、饮食和睡眠，严重时可引起胃出血。对呃逆患者，应先检查上腹部，若有胃胀气或胃潴留，应安置胃管抽空胃内容物；其次，可通过压迫眼球或眶上神经、捏鼻，刺激患者咳嗽等强烈刺激以遏制呃逆。若效果不佳，可遵医嘱使用复方氯丙嗪 50 mg 或哌甲酯（利他林）10～20 mg 肌内注射或静脉注射。

7. 癫痫发作

癫痫发作多发生在术后 2～4 天脑水肿高峰期，因术后脑组织缺氧及皮质运动区受激惹所致。当脑水肿消退、脑循环改善后，癫痫常可自愈。对拟做皮质运动区及其附近手术的患者，术前常规给予抗癫痫药物以预防发作。癫痫发作时，应及时给予抗癫痫药物控制，嘱患者卧床休息，保证睡眠，避免情绪激动；吸氧，注意保护患者，避免意外受伤；观察发作时表现并详细记录。

（四）健康指导

1）继发性呼吸道感染是常见并发症。定时翻身、拍背、吸痰，保持呼吸道通畅尤为重要。对气管切开患者，应重视术后的早期护理，严格把好无菌、气道通畅和湿化三关。对使用人工呼吸机辅助呼吸的患者，为预防肺部感染，可将患者静脉滴注使用的抗生素残留液配成气管内滴液气管内滴入。

2）根据不同部位、不同性质肿瘤制订有效预防并发症的计划，并根据病情变化及时调整加以实施。

3）严密监测体温变化，采用综合措施，及早尽快、安全、有效降温。

4）营养支持，采用鼻饲法或深静脉营养支持。鼻饲前给予患者翻身、拍背、吸痰，抬高床头30°~40°后再行鼻饲，这样可以预防误吸。

5）脑肿瘤患者应调整饮食结构，摄取营养丰富、全面的食物，保证每天有一定量的新鲜蔬菜，摄入全谷食物及有利于排毒和解毒的食物，如绿豆、赤小豆、冬瓜、西瓜等促使毒物排泄。在使用脱水利尿剂时，应多吃含钾丰富的食物，如香蕉、橘子、玉米、芹菜等。要保持良好的饮食规律，不要暴饮暴食，注意饮食卫生，养成良好的排便习惯。避免食用含有致癌因子的食物，如腌制品、发霉食物、烧烤烟熏类食物、食品添加剂、农药污染的农作物。不吃生冷、坚硬的食物，要戒烟、戒酒。

第二节　鼻咽癌

鼻咽癌（NPC）是原发于鼻咽，以颈淋巴结转移和脑神经损害为常见临床特征的恶性肿瘤。我国广东、广西、湖南、福建、江西、海南等省、自治区发病率尤高。本病的男女之比约为2.38∶1。

一、病因

(一) 遗传因素

1. 家族聚集现象

许多鼻咽癌患者有家族患癌病史。鼻咽癌具有垂直和水平的家族发生倾向。

2. 种族易感性

鼻咽癌主要见于黄种人，少见于白种人；发病率高的民族，移居他处（或侨居国外），其后裔仍有较高的发病率。

3. 免疫遗传标记的观察

人类白细胞抗原（HLA）中 A 位点的 HLA – A_2 及 B 位点的新加坡 2 与鼻咽癌的发生有关。Simons（1976）对淋巴细胞进行 HLA 分型，发现广州人有单型 A_2 – $Bsin_2$ 抗原存在，患鼻咽癌的相对危险性增加 1.97 倍。

(二) 病毒感染

自从 Old 等于 1966 年首次用免疫扩散法在鼻咽癌患者的血清中检测到高滴度抗 EB 病毒抗体以来，经过大量研究，现已基本确认 EB 病毒与鼻咽癌的发生有密切关系。除 EB 病毒外，冠状病毒等其他病毒对鼻咽癌发生的协同作用也引起了学者们的注意。

(三) 环境因素

流行病学调查发现，广东鼻咽癌高发区内的婴儿，在断奶后首先接触的食物中便有咸鱼。另外，鱼干、广东腊味也与鼻咽癌发病有关。这些食品在腌制中均有亚硝胺前体物亚硝酸盐。人的胃液 pH 值在 1 ~ 3 时，亚硝酸或硝酸盐（需经细胞还原成亚硝酸盐）可与细胞中的仲胺合成亚硝胺类化合物。

（四）微量元素

流行病学调查结果显示，鼻咽癌高发区内的大米中镍的含量高于低发区，而钼、镉的含量则低于低发区；饮水中镍的含量高于低发区。

二、病理

鼻咽癌的好发部位以顶部为最常见，侧壁、前壁次之，底部最少。病理学大体形态可分为结节型、菜花型、黏膜下型、浸润型与溃疡型。组织学分为未分化癌、低分化癌、较高分化癌（鳞癌和腺癌）3 类。

三、分期

（一）TNM 分期

T：原发肿瘤

T_0：未见原发肿瘤。

T_x：原发肿瘤不能确定。

T_1：肿瘤局限于鼻咽腔内。

T_2：肿瘤局部浸润，鼻腔、口咽、茎突前间隙、软腭、颈椎前软组织、颈动脉鞘区部分侵犯。

T_3：颈动脉鞘区肿瘤占据，单一前组或后组脑神经损害，颅底、翼突区翼腭窝受侵。

T_4：前后组脑神经同时受侵，鼻旁窦、海绵窦、颞下窝受侵，直接浸润第一、二颈椎。

N：颈部淋巴结

N_0：临床未触到淋巴结。

N_1：上颈淋巴结，直径小于 4 cm，活动。

N_2：下颈淋巴结或肿块，直径 4~7 cm，或肿块活动受限。

N_3：锁骨上区淋巴结或肿块直径大于 7 cm 或肿块固定及皮肤受侵。

M：远处转移

M_0：无远处转移。

M_1：有客观指标证实有远处转移。

（二）临床分期

Ⅰ期：$T_1N_0M_0$。

Ⅱ期：$T_2N_{0~2}M_0$，$T_{0~3}N_2M_0$。

Ⅲ期：$T_{0~2}N_2M_0$，$T_3N_{0~2}M_0$。

$Ⅳ_A$ 期：$T_4N_{0~2}M_0$，$T_{0~4}N_3M_0$。

$Ⅳ_B$ 期：任何 T，任何 N，M_1。

四、护理评估

（一）临床表现

鼻咽癌由于位置隐蔽，早期症状轻微，故易被漏诊或误诊。医务人员必须密切关注，重视临床症状，才能早期发现，及时治疗。

1. 涕血和鼻出血

病灶位于鼻咽顶后壁者，用力向后吸鼻腔或鼻咽部分泌物时，软腭背面与肿瘤摩擦，轻者可引起涕血（即后吸鼻时痰中带血），重者可致大量鼻出血。肿瘤表面呈溃疡或菜花型者此症状常见，而黏膜下型者涕血少见。

2. 耳部症状

肿瘤在咽隐窝或咽鼓管圆枕区，由于肿瘤浸润，压迫咽鼓管咽口，使鼓室形成负压，出现分泌性中耳炎的症状和体征：耳鸣、听力下降等。临床上不少鼻咽癌患者即是因耳部症状就诊而被发现的。

3. 鼻部症状

原发癌浸润至后鼻孔区，可致机械性堵塞，位于鼻咽顶前壁的肿瘤更易引起鼻塞。初发症状中鼻塞占 15.9%，确诊时则为 48.0%。

4. 头痛

头痛是常见的初发症状。临床上多表现为单侧持续性疼痛，部位多在颞、顶部。

5. 眼部症状

鼻咽癌侵犯眼眶或与眼球相关的神经时，虽然已属晚期，但仍有部分患者以此症就诊。

鼻咽癌侵犯眼部常引起以下症状和体征：视力障碍（可失明），视野缺损，复视，眼球突出及活动受限，神经麻痹性角膜炎。眼底检查视神经萎缩与水肿均可以见到。

6. 颈部淋巴转移

早期即可发生一侧乳突尖下胸锁乳突肌前缘上端的颈深淋巴结增大，继之对侧亦有转移，增大的淋巴结无痛、质地较硬，活动度小或固定。

7. 脑神经症状

肿瘤破坏颅底或经破裂孔侵入颅内，常先侵犯第 V 及 VI 对脑神经，故有头痛、患侧面部麻木、眼球不能外展及复视等症状。亦可引起其他脑神经症状。

8. 检查

间接鼻咽镜或光导纤维鼻咽镜检查，于咽隐窝及鼻咽顶后壁可见黏膜溃疡或有菜花状、结节状肿物。鼻咽造影及 CT 检查可显示较小肿瘤。X 线颅底平片可显示颅底骨质情况。

（二）实验室及其他检查

1. 鼻咽镜检查

鼻咽镜检查是诊断鼻咽癌的主要方法，在鼻咽镜下观察鼻咽腔内结构左、右是否对称，黏膜有无粗糙、苍白、局部隆起等早期病变。如见新生物，应确定其部位、类型及范围。

2. 电子纤维鼻咽镜或鼻内镜检查

电子纤维鼻咽镜或鼻内镜检查有放大功能，有利于发现早期微小病变，适用于检查咽反射敏感者。

3. 颈部触诊

颈部触诊颈上深部可触及质硬、活动度差、无痛性肿大淋巴结。

4. EB 病毒血清学检查

EB 病毒血清学检查常用的有 EBV CA/IgA、EA/IgA 抗体检测，前者阳性率达 93%，比临床症状早 4~46 个月，为鼻咽癌诊断的辅助指标。

5. 影像学检查

颅底 X 线平片、CT 或 MRI 检查有利于了解肿瘤病变范围及颅底破坏程度。

（三）其他评估

1）既往的生活习惯、不良嗜好、病史、家族史、个人史。

2）现在的营养状况、重要脏器的功能，判断对手术的耐受力。

3）心理状况和社会支持：患者对疾病的心理反应，亲人的关心程度及经济承受能力。

五、治疗

鼻咽癌的治疗包括放疗、化疗、手术治疗、免疫治疗。首选放疗。

（一）放疗

选用^{60}钴 γ 线或高能 X 线（6 ~ 8 MV）和电子束（4 ~ 5 MeV）。一般予常规连续放疗，每次 2 Gy，每周 5 次，鼻咽总量 66 ~ 70 Gy/6.5 ~ 7.0 周。早期病例可选用外照射加后装腔内治疗；中晚期病例无远处转移者，可选用放疗加增敏、超分割或加速超分割放疗；晚期病例有远处转移者，予姑息性放疗。放疗后复发或残存病灶可采用立体定向放疗。

（二）化疗

在鼻咽癌的治疗中，高能放疗是公认的主要有效治疗方法。事实上，放疗仅用于治疗原发肿瘤及区域淋巴结，而绝大多数鼻咽癌为低分化癌和未分化癌，主要为低分化鳞癌，恶性度高、发展快，除颈部淋巴结转移外还极易出现远处转移。而较晚期的患者，经放疗后仍易复发和转移。因此，鼻咽癌除放疗外应用化疗是十分必要的。化疗有全身疗法或动脉插管疗法 2 种，常用的药物有环磷酰胺（CTX）、顺铂（DDP）、5 - 氟尿嘧啶（5 - FU）、阿霉素（ADM）。

（三）手术治疗

对放疗不敏感或放疗后复发残存的肿瘤，进行手术切除和颈部淋巴结清扫术，可提高疗效。但鼻咽癌一般不采取手术治疗。

（四）免疫治疗

当前临床上用于免疫治疗的药物有 IFN、白细胞介素 – 2（IL – 2）、胸腺素等。免疫治疗用于鼻咽癌的研究仍处于初级阶段，有待进一步研究提高。

（五）中医中药治疗

中医中药治疗配合放疗和化疗，能减轻放化疗的反应，扶正固本；个别晚期病例已不能再做放疗或化疗时亦可考虑单独中医中药对症治疗，但中药的直接杀灭肿瘤的作用至今尚未肯定，仍有待研究。

六、护理问题

1）焦虑、恐惧、预感性悲哀。

2）疼痛。

3）营养失调，低于机体需要量。

4）部分或完全自理缺陷。

5）潜在并发症：出血、感染、下肢静脉血栓。

6）有皮肤完整性受损的危险。

7）体温过高。

8）活动无耐力。

9）有出血的危险。

10）有体液不足的危险。

七、护理

（一）心理护理

恶性肿瘤患者常有不良的精神刺激，产生不安、焦虑、沮丧、忧伤、恐惧等情绪，甚至丧失治疗信心。护士应主动与患者交谈，鼓励其面对现实，正视人生，勇敢地去迎接癌症的挑战。护理人员与患者的关系要融洽，对患者须怀有深切的同情心，了解他们的要求，随时提供必要的帮助，耐心解释所采取的治疗方法和意义，使患者相信医护人员在真正关心他们的病痛，并以最好的、最正确的方法治疗。这样，患者会感到自己的安全有保障，对治疗充满信心。

（二）协助完成有关检查

恶性肿瘤手术治疗一般难度大，切除范围广、手术时间长、出血较多，术前对各个重要器官进行全面检查比一般手术前检查更为重要。要及时、准确地采集标本，协助做好各项检查，包括血常规、血液生化及电解质的检查，凝血机制检查，肝肾功能检查，胸部 X 线检查等，以了解患者各个器官的功能，有不正常者要及时处理。

（三）生活护理

放疗开始时给予软饭或普通饭，2 周后，如有食欲缺乏、味觉不敏感、厌食肉类油腻之物的情况，可给予清淡少油的素菜及蛋类。一旦发生口咽部溃疡，应进半流质或流质饮食，以减少对黏膜的刺激，并可避免疼痛。此外，宜适当补充牛奶、水果等，且须多饮水。重症患者摄食不足者应予补液，包括静脉高营养。加强皮肤、口腔护理。

（四）放疗的护理

放疗是治疗鼻咽癌的主要手段之一。由于射线对肿瘤细胞的杀灭，对正常组织的损伤，以及对毒素的吸收等，患者在照射数小时或 1～2 天，常出现全身和局部反应，表现为虚弱、乏力、头晕、头痛、厌食、恶心、呕吐、腹胀、皮肤黏膜反应等。因此，护士应对放疗有全面的了解，在放疗期间应注意以下方面的护理：

1. 放疗前监护

1）向患者讲明放疗的重要性及有效性，整个治疗过程需要多长时间及有关注意事项等。鼻咽癌患者常有心理负担，认为癌为不治之症，忧郁、恐惧、悲观、绝望等心理交织在一起，个别患者甚至有轻生的念头，护理人员应理解患者的心理，以高度的责任感、同情心和人道主义精神，处处体贴和关心患者，满足患者心理和生活上的需要，消除其恐惧心理，协助患者顺利渡过放疗阶段。患者入院时要热情接待，语言亲切，态度和蔼，主动和患者谈心，帮助患者熟悉医院环境，讲明在放疗期间会出现的反应以及如何配合治疗等，鼓励其树立战胜疾病的信心。

2）外照射前，应嘱患者去掉假牙、金耳环、金项链等，照射区皮肤勿涂红汞、碘酒等刺激性药物，也禁贴氧化锌胶布及其他各类治疗性药膏。主要是为防止重金属产生的第二次射线，从而加重对皮肤的损害。

3）劝告患者戒烟酒，忌食辛辣刺激性食物，以减少对口腔、食管及胃肠道的刺激，对鼻咽癌患者来说，戒烟尤为重要，因其与治疗效果及是否复发密切相关。

4）对术后患者的伤口，在接受放疗前应妥善处置，尤其是接近软骨及骨组织的伤口，须在愈合以后方可实行放疗。一般伤口除急需放疗外，也应在伤口愈合后接受放疗。

5）鼻咽癌患者在放疗之前，应洁齿，拔除深度龋齿及残根，伤口愈合 7~10 天方可放疗，因照射可破坏龋齿周围的骨组织。鼻咽腔部有如咽炎、鼻炎、鼻窦炎或鼻咽部及口腔肿瘤感染，应先控制感染，消除炎症，这是因为感染灶可降低放疗的敏感性。有出血者应先止血。

6）放疗之前应做肝肾功能及血常规检查，白细胞在 $4.0 \times 10^9/L$ 以上，血小板在 $100 \times 10^9/L$ 以上，肝肾功能正常方可行放疗。慢性消耗引起的恶病质应先纠正其恶病质再行放疗。

2. 放疗中的监护

1）注意口腔卫生，每次饭后用软毛牙刷刷牙，用多贝尔溶液或生理盐水漱口。

2）保持鼻腔清洁，每天用生理盐水冲洗鼻咽 1~2 次。

3）保持放射野皮肤干燥洁净。

4）耳部勿进脏水、脏物，防止外来感染，以免继发化脓性中耳炎，适当给予抗生素滴耳剂局部滴用。

5）若鼻腔干燥可滴以无菌液状石蜡湿润，鼻塞可滴用麻黄碱。

6）嘱患者坚持使用木制螺旋张口器练习张口，以免放疗后由于咀嚼肌和下颌关节纤维变导致张口困难。

7）放疗中因味觉的改变，口腔无味或有异味感，需吃软食或流食，鼓励进食。

3. 放疗后监护

1）放疗后继续注意皮肤反应。

2）嘱患者继续练习张口活动。

3）防止头颈部蜂窝织炎等。

（五）手术治疗患者的护理

1. 手术前的监护

1）向患者及家属说明手术的重要性，并多给予鼓励，增强其战胜疾病的信心。

2）给予患者高热量、高蛋白、高维生素的饮食。食物宜为温凉的软食，避免过酸、过辣等刺激，以防损伤黏膜。可告知患者使用吸管，以利于吞咽。

3）手术前用多贝尔溶液或甲硝唑注射液漱口，每日4次，注意口腔卫生。

4）每日为患者冲洗鼻腔1~2次，保持鼻腔清洁。

2. 手术后的监护

1）患者全麻术后应由专人看护，密切观察患者的面色、呼吸、血压、脉搏和体温，及时发现病情变化，预防出血。

2）患者涕中有少量鲜血，局部可用麻黄碱、肾上腺素。

3）从术后第一日起，用1.5%过氧化氢擦拭口腔，生理盐水冲洗，及时用负压吸引抽吸冲洗液，每日4次，防止口腔感染。

3. 鼻咽部出血的监护

1）少量涕中带血时局部可用麻黄碱。

2）中量出血时，局部可用浸有麻黄碱或肾上腺素的纱条堵塞鼻咽部止血，肌内注射止血剂。

3）大量出血时嘱患者勿将血咽下，保持呼吸道通畅，防止窒息。吸氧，鼻部置冰袋冷敷，用凡士林无菌纱布填塞后鼻孔压迫止血。准备好抢救用物，静脉给予止血药。

（六）健康指导

开展防癌普查，对中老年人有一侧颈上淋巴结不明原因的肿大，或反复一侧耳闷或堵塞感，中耳积液，或一侧鼻塞、鼻涕带血等，应尽快到肿瘤科请医生检查，如发现可疑病灶，应进一步做脱落细胞学检查或病理活检以确诊。生活在鼻咽癌高发区的中老年人也应定期到医院做防癌体检和做EB病毒检查。积极治疗鼻咽部慢性炎症和增生、溃疡，防止忧思郁怒，加强体育锻炼，不吸烟，少饮酒，患病后更应保持身心愉快，生活有节奏，并根据本人体质适当进行轻微活动，如打太极拳等。放疗期间，口干舌燥时宜多食新鲜蔬菜、水果，如胡萝卜、山楂、柠檬等，保持口腔清洁。鼻咽癌预后较好，放疗可使大多数早、中期患者治愈，中医中药对放疗后不良反应有一定疗效。

第三节 喉 癌

近年来，喉癌的发病率有明显增长趋势。东北地区发病率最高，占全身恶性肿瘤的 5.7%～7.6%，占耳鼻咽喉恶性肿瘤的 7.9%～35%。喉癌的高发年龄为 50～70 岁。发病率城市高于农村，空气污染重的重工业城市高于污染轻的轻工业城市。

一、病因和病理

（一）病因

病因迄今尚难确定，目前认为喉癌的发病与吸烟、饮酒关系极为密切。在 65 岁以上的患者中，吸烟者患喉癌的风险是非吸烟者的 9 倍，当吸烟与饮酒共同存在时则会发生相加或重叠的致癌作用。此外，接触有害粉尘、口腔卫生欠佳、某些维生素和微量元素缺乏、遗传因素、EB 病毒感染等与喉癌发病均有一定关系。

（二）病理

喉癌绝大部分为鳞状细胞癌。喉鳞状细胞癌的发生一般由上皮的不典型增生—原位癌—浸润癌逐渐发展。根据肿瘤的形态，大体上分为溃疡型、结节型、菜花型、包块型。

根据临床分型又分为声门上型、声门型、声门下型。

声门型的鳞状细胞癌多分化较好，呈高分化到中等分化，而位于其他部位者，特别是声门下型呈中等到低分化，一般情况下，肿瘤越小，分化越好。有些肿瘤浸润较浅，仅位于基底膜下，称为表浅浸润或微小浸润。偶可见到肿瘤弥漫，而仍然呈表浅特性。

其他一些恶性肿瘤，如小细胞癌、类癌、腺样囊性癌、淋巴瘤、横纹肌肉瘤、血管肉瘤、脂肪肉瘤等也可见于喉部，但均少见。

二、解剖分区及分期

UICC 的 TNM 的分类分期。本分类只用于喉癌，应有组织学证实。可用下列方法判断 TNM 的分级：体检、影像学诊断、喉镜检查。

（一）解剖分区

1. 声门上区
1）舌骨上会厌（包括会厌尖、会厌舌面和喉面）。
2）杓会皱襞。
3）喉面。
4）杓状软骨。
5）舌骨下会厌。
6）室带。
2. 声门区
1）声带。
2）前联合。
3）后联合。
3. 声门下区
声带以下及气管以上的部位。

（二）TNM 分期

T：原发肿瘤

T_x：原发肿瘤不能确定。

T_0：查不到原发肿瘤。

T_{is}：原位癌。

1. 声门上型

T_1：肿瘤限于声门上一个亚区，声带活动正常。

T_2：肿瘤侵犯声门上一个亚区以上，侵犯声门或侵犯声门上区以外（如舌根、会厌谷、梨状窝内壁黏膜），无喉固定。

T_3：肿瘤限于喉内，声带固定，和（或）下列部位受侵：环后区、会厌前间隙、舌根深部。

T_4：肿瘤侵穿甲状软骨，和（或）侵及颈部软组织、甲状腺、食管。

2. 声门型

T_1：肿瘤侵犯声带（可以侵及前联合或后联合），声带活动正常。

　　T_{1a}：肿瘤限于一侧声带。

　　T_{1b}：肿瘤侵犯两侧声带。

T_2：肿瘤侵犯声门上或声门下，和（或）声带活动受限。

T_3：肿瘤仍在喉内，声带固定。

T_4：肿瘤侵穿甲状软骨，和（或）侵至喉外，如：气管、颈部软组织、甲状腺、咽部。

3. 声门下型

T_1：肿瘤限于声门下。

T_2：肿瘤侵及声带，声带活动正常或受限。

T_3：肿瘤限于喉内，声带固定。

T_4：肿瘤侵穿环状软骨或甲状软骨，侵及喉外组织，如：气管、颈部软组织甲状腺、食管。

N：区域淋巴结（颈淋巴结）

N_0：无区域淋巴结。

N_1：同侧单个淋巴结转移，最大直径 30 cm。

N_2：同侧单个或多个、对侧或双侧淋巴结转移。

  N_{2a}：同侧单个淋巴结转移，3～6 cm。

  N_{2b}：同侧多个淋巴结转移，最大直径 <6 cm。

  N_{2c}：对侧或双侧淋巴结转移，最大直径 <6 cm。

N_3：转移淋巴结 >6 cm。

M：远处转移

M_0：无远处转移。

M_1：有远处转移。

（三）临床分期

0 期：$T_{is} N_0 M_0$。

Ⅰ 期：$T_1 N_0 M_0$。

Ⅱ 期：$T_2 N_0 M_0$。

Ⅲ 期：$T_3 N_0 M_0$，$T_{1～3} N_1 M_0$。

Ⅳ$_a$ 期：$T_4 N_0 M_0$，$T_4 N_1 M_0$，任何 T $N_2 M_0$。

Ⅳ$_b$ 期：任何 T，$N_3 M_0$。

Ⅳ$_c$ 期：任何 T，任何 N，M_1。

三、护理评估

（一）临床表现

根据肿瘤发生部位的不同，临床表现不一。

1. 声门上型

早期可无症状或有咽部不适、喉异物感。随着病情的发展，可出现咽痛，吞咽时疼痛加剧，放射至同侧耳内，严重时妨碍进食；如病情进一步发展，肿瘤发生溃烂，可有咳嗽，伴有脓血痰；当肿瘤侵犯声门区时，可出现声嘶；晚期可有吞咽困难、呼吸困难等症状。声门上区癌可早期出现同侧颈淋巴结转移，淋巴结部位多在颈深上组，然后沿颈内静脉淋巴结链向上或向下发展。

2. 声门型

由于声门区癌生长在声带上，早期出现声音嘶哑，呈进行性加重。声音嘶哑与肿瘤的部位有关；当肿瘤位于声带边缘时，肿瘤虽小，声音嘶哑严重。当肿瘤位于声带表面而尚未影响声带闭合时，肿瘤虽较大，声音嘶哑却不严重。由于声门区是喉腔最狭窄的部位，肿瘤长到一定体积时，就出现喉鸣和呼吸困难。声门区癌早期极少有淋巴结转移。

3. 声门下型

即位于声带以下，环状软骨下缘以上的癌肿。因位置隐蔽，早期无明显症状，肿块增大，可出现呼吸困难，肿瘤溃烂可出现咳嗽和痰中带血，肿瘤向上侵及声带，则出现声嘶。

（二）体格检查

仔细观察喉体大小是否正常，若喉体膨大则说明癌肿已向喉体外侵犯。并注意舌骨和甲状软骨间是否饱满，如饱满，则癌肿可能已侵及会厌前间隙。再触摸颈部有无淋巴结肿大，并注意其大小、数量、软硬度和活动度。

（三）实验室及其他检查

1. 间接喉镜检查

间接喉镜检查有助于病变的早期发现。

2. 直接喉镜检查

直接喉镜检查也属必不可少的检查，特别是术前对于肿瘤范围的确定，有一定价值。

3. 纤维喉镜检查

纤维喉镜检查因其镜体柔软、纤细、可曲，且照明度强，可接近声带进行观察，有利于早期发现肿瘤。

4. 喉动态镜检查

喉动态镜检查可通过观察声带振动情况，能发现早期声带癌。

5. 影像学检查

X 线片、CT 及 MRI 检查，有助于明确肿瘤的大小、范围，及有无转移等。

6. 活检

活检是喉癌确诊的主要依据。

（四）其他评估

1. 健康史

了解患者的发病情况。

1）一般资料：年龄、基础生命体征，有无吸烟史，吸烟的时间和数量等。

2）家族史：家族中有无喉部疾病、喉癌或其他肿瘤患者。

3）既往史：有无其他部位的肿瘤史或手术治疗史，有无其他伴随疾病，如糖尿病、冠心病、高血压、慢性支气管炎等。

2. 身体状况

有无贫血、低蛋白血症，有无体重减轻、全身乏力。

3. 心理和社会支持状况

1）患者对疾病的认知程度，对手术有何顾虑，有何思想负担。

2）亲属对患者的关心程度、支持力度、家庭对手术的经济承受能力。

四、治疗

（一）手术治疗

手术治疗为喉癌的主要治疗手段，既要彻底切除癌肿组织，又要保留发声功能。

手术指征为：确诊为喉癌的Ⅰ、Ⅱ期及Ⅲ期部分患者；患者愿意接受手术治疗；患者一般状况良好。

（二）放疗

目前多采用^{60}钴或中子加速器照射，适宜于早期声门型、低分化癌；亦适于喉癌晚期不能手术者的姑息治疗。通常情况，放疗多是术后应用巩固疗效，或术前应用，以缩小肿瘤范围。

（三）化疗

对不适宜手术和放疗的喉癌患者，可选用化疗。常用药有平阳霉素（PYM）、CTX、DDP 等。化疗也可作为手术和放疗综合治疗的一部分，可单一用药，也可联合化疗。

五、护理问题

1）焦虑、恐惧。
2）语言沟通障碍。
3）疼痛。
4）低效性呼吸形态。
5）气体交换受损。
6）清理呼吸道无效。

7）营养失调，低于机体需要量。

8）自我形象紊乱——颈前戴套管。

9）功能障碍性悲伤。

10）潜在并发症：出血、感染、误咽。

六、护理

（一）一般护理

1）患者入院后热情接待，每日测量血压、脉搏、呼吸、体温 2~4 次，并记录，详细介绍病房环境、规章制度。

2）向患者做好解释工作及应配合事项，注意有无感冒、局部炎症及女患者月经来潮等，如有异常应及时与医生联系。做好鼻、咽、口腔及外耳道卫生。

（二）心理护理

喉癌患者多为老年人，对诊断充满恐惧，对手术缺乏信心，有诸多疑虑。担心手术能否治愈，担心术后不能讲话等。有的患者干脆拒绝手术，手术前这种焦虑与恐惧心理如得不到缓解，将会影响手术效果及术后恢复。此时，护士应做好患者与家属的思想工作，解释手术治疗的必要性，告诉他们喉癌并不可怕，喉癌是头颈肿瘤中治愈率最高的疾病。如早期发现、早期治疗，五年生存率在 90% 以上。说明手术后可以练习发音或使用人工喉，通过语言交流以消除患者对失音的顾虑，使患者保持最佳心理状态。

（三）治疗配合

1. 术前准备

1）向患者说明手术目的，手术后恢复的过程等，取得合作。教会其术后表达思想的方法。备好笔、纸，以备笔谈。

2）清洁口腔，多漱口。

3）备皮：自下颌缘至第 3 肋水平，两侧至胸锁乳突肌后缘。男性剃须，女性洗头发。

4）术晨放鼻饲管。摘下假牙和饰物。

2. 术后护理

1）全麻清醒后，给予半卧位。

2）随时吸引口腔内积存的唾液及血性物。

3）套管护理同气管切开术护理。

4）饮食：鼻饲约 12 天，在此过程中应注意患者的营养状态，并根据病情适当调整饮食。鼻饲后期可练习经口进食，待进食顺利即可拔除鼻饲管。

5）颈部皮肤切口缝线于术后 6～7 天拆除，造瘘口缝线 7～10 天拆除。

6）术后并发症的护理

（1）出血：手术后 12 小时内伤口出血是由于手术中处理血管不当，常要回手术室打开伤口重新止血。手术后晚期出血（1 周以后）多为伤口感染或咽瘘造成动脉破裂，情况严重，应急诊止血。止血时要保持呼吸道通畅，随时吸出呼吸道分泌物及血液。

（2）感染：颈部伤口感染多源于小的血肿、积液或线头异物。因此，预防的重点除了加强抗生素应用外，还应保持充分的负压引流。有条件时尽量减少丝线的使用，改用各种人造可吸收线。气管切开护理，吸痰要严格无菌操作，加强口腔卫生。

（3）误咽：部分喉切除术后可发生不同程度的误咽。杓状软骨和会厌软骨切除后、喉上神经切除或损伤、声门关闭不良等，均可导致食物误入气管引起呛咳，严重者可导致吸入性肺炎。早期误咽可保守治疗，去除气管套管和鼻胃管，锻炼进软食，有助于尽快恢复吞咽和发音功能，教会患者"三咽法"即深吸气，进食小团软食，分两次吞咽，然后咳嗽后再吞咽。头偏向非手术侧有助于吞咽。软食较液体更容易吞咽，有 85%～90% 的患者经过进食训练能恢复正常进食。

（四）健康指导

1）加强卫生宣教，不吸烟、不嗜酒，不过量进食刺激性强的食品及过分热烫的饮食，避免发音疲劳，积极治疗咽喉慢性炎症。

2）注意口腔卫生，积极治疗喉白斑病、喉角化症等喉癌前期病变，以防癌变。

3）加强对工业生产、生活中烟雾及粉尘作业的管理，防止对环境的污染。

4）对不明原因的声音嘶哑、咽部不适、异物感、刺激性干咳等症状，经消炎、对症治疗不见好转，应进一步检查。

5）做好出院指导，锻炼身体，增强体质。忌吸烟和饮酒。教会患者更换气管套管方法及其注意事项。喉部有不适症状随时复查。

第二章　胸部肿瘤

第一节　乳腺癌

乳腺癌是女性最常见的恶性肿瘤之一。因地理环境、生活习惯的不同，乳腺癌的发病率有很大差异。北美和北欧大多数国家是女性乳腺癌的高发区，而亚洲、拉丁美洲和非洲的大部分地区为低发区。据美国癌症协会估计，美国每年有12万乳腺癌新发病例，发病率为72.2/10万。我国属乳腺癌的低发国，但近年来乳腺癌的发病率明显增高，乳腺癌在我国各地区的发病率也不相同，农村女性发病率明显低于城市女性，沪、京、津及沿海地区乳腺癌的发病率已超过子宫颈癌，跃居女性恶性肿瘤第一位。

一、病因

乳腺癌的病因尚不清楚。但通过基础与临床研究，大量流行病学调查、分析，已知许多因素能影响乳腺癌的发生发展。

（一）性激素紊乱

雌激素（尤其是雌二醇）、催乳素在动物实验中已证实有致癌作用，乳腺癌好发于绝经前、后及初潮早、绝经晚的妇女，当两侧卵巢不发育或已做手术切除者，乳腺癌的发病率明显下降。此外与皮质激素代谢紊乱及外源性雌激素也有一定关系。

（二）遗传因素

有5%～10%的乳腺癌患者有家族遗传倾向，母系中有乳腺癌史者，患乳腺癌的概率是正常人群的2～3倍。

（三）膳食因素

以肉食为主的妇女比以素食为主的发病率高。肥胖妇女较易患乳腺癌，绝经后尤为明显。

（四）乳腺良性疾病

如乳腺囊性增生症、乳腺纤维瘤等，都有恶变的可能。

二、分期

乳腺癌的分期对治疗至关重要，美国癌症联合委员会（AJCC）和国际抗癌联盟（UICC）联合修订的乳腺癌 TNM 分期如下。

（一）TNM 分期

T：原发肿瘤

T_x：原发肿瘤无法确定（例如已被切除）。

T_0：原发癌瘤未扪及。

T_{is}：原位癌（非浸润癌及未查出肿块的乳头湿疹样癌）。

　T_{is}（DCIS）：导管内原位癌。

　T_{is}（LCIS）：小叶原位癌。

　T_{is}（Paget's）：乳头 Paget 病不伴有肿块。

注：伴有肿块的 Paget 病按肿块大小分类。

T_1：癌瘤长径≤2 cm。

　$T_{1\ mic}$：微小浸润癌，最大直径≤0.1 cm。

　T_{1a}：>0.1 cm，≤0.5 cm。

　T_{1b}：>0.5 cm，≤1.0 cm。

　T_{1c}：>1.0 cm，≤2.0 cm。

T_2：癌瘤长径>2.0 cm，≤5.0 cm。

T_3：癌瘤长径 >5.0 cm。

T_4：瘤癌大小不计，但侵及皮肤或胸壁（肋骨、肋间肌、前锯肌）。

T_{4a}：肿瘤直接侵犯胸壁。

T_{4b}：乳房表面皮肤水肿（包括橘皮样水肿），皮肤溃疡或肿瘤周围皮肤有卫星结节，但不超过同侧乳房。

T_{4c}：包括 T_{4a} 及 T_{4b}。

T_{4d}：炎性乳腺癌。

N：区域淋巴结

N_x：区域淋巴结无法评价（例如曾经切除）。

N_0：同侧腋窝未触及肿大淋巴结。

N_1：同侧腋窝有淋巴结肿大，尚可推动。

N_2：同侧转移性腋窝淋巴结固定；或相互融合；或缺乏同侧腋窝淋巴结转移的临床证据，但有临床明显的同侧内乳淋巴结转移。

N_{2a}：同侧转移性腋窝淋巴结互相融合或与其他组织固定。

N_{2b}：缺乏同侧腋窝淋巴结转移临床证据，但有临床明显的同侧内乳淋巴结转移。

N_3：同侧锁骨下淋巴结转移伴或不伴有腋窝淋巴结转移；或临床上有同侧内乳淋巴结转移和腋窝淋巴结转移的临床证据；或同侧锁骨上淋巴结转移伴或不伴腋窝或内乳淋巴结转移。

N_{3a}：同侧锁骨下淋巴结转移。

N_{3b}：同侧锁骨下淋巴结转移及腋窝淋巴结转移。

N_{3c}：同侧锁骨上淋巴结转移。

M：远处转移

M_x：有无远处转移不详。

M_0：无远处转移。

M_1：有远处转移。

（二）临床分期

0 期：$T_{is}N_0M_0$。

Ⅰ期：$T_1^*N_0M_0$。

Ⅱ$_A$期：$T_0N_1M_0$，$T_1N_1M_0$，$T_2N_0M_0$。

Ⅱ$_B$期：$T_2N_1M_0$，$T_3N_0M_0$。

Ⅲ$_A$期：$T_{0\sim2}N_2M_0$，$T_3N_{1\sim2}M_0$。

Ⅲ$_B$期：$T_4N_{0\sim2}M_0$。

Ⅲ$_C$期：任何 T，N_3M_0。

Ⅳ期：任何 T，任何 N，M_1。

三、护理评估

（一）临床表现

早期常无明显的临床症状，或仅表现为轻微的乳房疼痛，性质多为钝痛或隐痛，少数为针刺样痛，常呈间歇性且局限于病变处，疼痛不随月经周期而变化。晚期癌肿侵犯神经时则疼痛较剧烈。

1. 乳房肿块

乳房肿块常是促使患者就诊的主要症状。80% 以上为患者自己偶然发现，只有一小部分是查体时发现。

1）部位：肿块绝大多数位于乳房外上象限，其次为内上象限、上方及中央区，其他部位较少。

2）数目：单侧乳房的单发肿块较常见，偶见 2 ~ 3 个。

---

* T_1 包括 $T_{1\,mic}$。

3）大小：肿块大小不一。往往因就诊较晚，肿块多较大。随着对早期癌的重视，临床触不到肿块的 T_0 癌也在逐年增多。

4）形态、边界：肿块形状多样，一般为不规则的球状肿物，表面呈结节感，边界不清。肥胖者或肿块位于乳房后方部位较深者，肿块常呈扁片状或局限性腺体增厚，表面不光滑或呈颗粒感，边界不清楚。应注意的是，肿块越小（小于1.0 cm），上述特征越不明显。此外，有些特殊型癌，因浸润较轻，即使较大的肿块，也可表现为边界较清楚及活动度较好，如髓样癌、黏液癌、高分化腺癌等。

5）活动度：与良性肿块相比，恶性肿瘤活动度较差。如侵犯胸大肌筋膜，在双手用力叉腰使胸大肌收缩时，活动度更小，如累及胸肌，则活动性消失，晚期肿瘤累及胸壁（肋间肌）时，则完全固定。但肿块较小时，活动度较大，肿块常与周围软组织一起活动是其特点。肿块越小，上述特征越不明显，有时很难与良性肿块相鉴别。

6）硬度：大多为实性肿块，较硬，但髓样癌可因富于细胞而呈中等硬度，个别病理类型如囊性乳头状癌，也可呈囊性。当肿瘤体积较小、生长于乳房深部、被软组织包绕时，则不易触清其硬度。

2. 局部皮肤改变

根据乳腺癌病期的早晚可出现不同的皮肤改变。一些部位浅在的早期癌即可侵犯乳房悬韧带（Cooper 韧带）使其挛缩，或肿瘤与皮肤粘连使皮肤外观凹陷，酷似酒窝，临床称为"酒窝征"。癌细胞堵塞皮下淋巴管，可出现皮肤淋巴水肿，呈"橘皮样变"。晚期癌，肿瘤沿皮下淋巴管向四周扩散，可在肿瘤周围形成小癌灶，称为卫星结节。生长速度较快的肿瘤，膨胀压迫使表皮变薄，丰富的血运表现为静脉曲张，多见于较大的癌肿块。晚期癌患者癌肿浸透皮肤时可出现肿块完全固定甚至破溃，呈

"菜花样"改变，经久不愈。炎性乳腺癌局部皮肤呈炎症样表现，颜色由淡红到深红，开始时比较局限，不久即扩大到大部分乳腺皮肤，皮肤发红、水肿、增厚、粗糙、表面温度升高，发展迅速、预后较差。

3. 乳头和乳晕改变

癌肿侵及乳头或乳晕时，乳腺的纤维组织和导管系统可因肿瘤侵犯而挛缩，牵拉乳头，使乳头偏向肿瘤一侧，病变进一步发展可使乳头扁平、回缩，凹陷，直至乳头完全回缩入乳晕下。乳头糜烂、结痂等湿疹样改变常是湿疹样乳腺癌的典型症状。

4. 乳头溢液

乳腺癌的乳头溢液发生率较低，一般在 10% 以下，血性溢液中有 12% ~ 25% 为乳腺癌，但 50 岁以上患者的乳头血性溢液，半数以上为乳腺癌。原发于大导管的乳腺癌合并乳头溢液较多。仅有溢液，而触不到明显肿块，可能是导管内癌的早期临床表现。乳腺癌以乳头溢液为唯一症状者少见，多数伴有乳腺肿块。导管内乳头状瘤恶变、乳头湿疹样癌亦可伴有乳头溢液。

5. 乳房轮廓改变

由于肿瘤浸润，可使乳腺弧度发生变化，出现轻微外凸或凹陷。亦可见乳房抬高，两侧乳头不在同一水平面。

6. 淋巴结及远处转移

乳腺癌淋巴转移最初多见于腋窝。肿大淋巴结质硬、无痛、可被推动；以后数目增多，并融合成团，甚至与皮肤或深部组织粘连。乳腺癌转移至肺、骨、肝时，可出现相应的症状。例如肺转移可出现胸痛、气急，骨转移可出现局部疼痛，肝转移可出现肝大、黄疸等。

（二）实验室及其他检查

1. 乳头溢液涂片检查

涂片染色找癌细胞，乳房导管内癌的阳性率较高。

2. 肿块针刺抽吸活检

肿块针刺抽吸活检，此法简便易行，且阳性率可达 80%。目前认为，针刺抽吸活检不会造成癌的扩散。

3. 肿物切除活检

肿物切除活检为切除整个肿瘤并送病理科做组织学检查，此法能提供正确的诊断依据。可做冰冻切片也可做石蜡切片，待确定诊断后再决定整体治疗方案，对已破溃的肿物可在其边缘钳取活检。

4. B 型超声检查

B 型超声检查由于能清晰显示乳房各层软组织及其内肿块形态和质地，因此能鉴别乳腺癌和良性肿块；对乳腺癌诊断正确率可达 80%。但对直径 <1 cm 的乳腺癌 B 超诊断率低于 X 线检查。如结合彩色多普勒检查，准确率可提高至 95%。

5. 乳腺影像学检查

乳腺影像学检查是目前乳腺癌常用的正确率较高的诊断方法，有钼钯 X 线摄影、干版摄影、CT 及 MAI 检查 4 种。

6. 导管造影

乳头溢液者可进行此项检查。此外，凡 X 线平片上可见到可疑肿块影，如不能定性的钙化；导管相明显增强，尤其单一导管相增强，乳腺局部增厚或结构紊乱；不明原因的皮肤增厚、乳头变形或内陷以及临床发现肿块而由于腺体致密不能在 X 线平片上显示者均为其适应证。急性炎症期、婴儿哺乳期、已确诊的乳腺癌及碘过敏者忌用。

7. 液晶热图像检查

乳房癌组织的代谢比正常组织为高，局部温度增高而产生乳腺癌的液晶热图像。天津市肿瘤医院报道，诊断≤1.0 cm 乳腺癌的符合率为 80.9%，武汉市一医院报道为 90%。此检查具有操作方便、可重复检查、诊断迅速等优点，与其他检查联合应用，对普查人群和门诊可疑患者进行初筛有实用价值。

8. 近红外线扫描

近红外线的波长为 600~900 μm，易穿透软组织。利用红外线透过乳房不同密度组织显示出各种不同灰度影，从而显示乳房肿块。此外，红外线对血红蛋白的敏感度强，乳房血管影显示清晰，乳腺癌常有局部血运增加，附近血管变粗。红外线对此有较好的图像显示，有助于诊断。

9. 雌孕激素受体测定

乳腺癌病例在送病理检查时应同时做雌孕激素受体测定。人体乳腺癌组织中，有 60%~70% 的组织存在雌激素受体（ER）或孕激素受体（PR）。其存在的状况与诊断、治疗及判断预后有关。受体阳性者约 60% 用抗相应受体治疗有效，阴性者亦有 10% 的有效反应率。

四、治疗

乳腺癌是全身性疾病的局部表现，其扩散除经淋巴途径外，可能早期即出现血行转移。针对乳腺癌好发血行转移的生物学特性，采取手术治疗原发病的同时，应用化疗、放疗以及内分泌治疗等综合治疗策略。

（一）外科治疗

手术治疗是乳腺癌的主要治疗方法之一。1882 年 Halsted 创立了乳腺癌根治术，使乳腺癌手术后局部复发率从 80% 降低到

20%左右，长期生存率明显提高，被誉为乳腺癌手术的经典术式。20世纪50年代提出的"乳腺癌扩大根治术"，因疗效并不比Halsted手术优越，后被逐渐淘汰。20世纪60年代著名学者Fisher通过一系列实验研究提出不同观点，他认为乳腺癌即使在早期，甚至亚临床阶段，癌细胞也可以经血液循环转移，发生全身扩散；区域淋巴结虽具有重要的生物学免疫作用，但并不是癌细胞机械的滤过屏障；手术切除癌块和转移的淋巴结仅可以减轻机体的肿瘤负荷，改善宿主对肿瘤的反应，有利于改善机体的防御功能；而无限扩大手术范围，除并发症增多外，也影响机体的免疫功能。这种观念成为缩小手术范围的理论依据，并取得了成功。

（二）放疗

放疗是综合治疗乳腺癌的主要组成部分，是局部治疗的手段之一。在保留乳房的乳腺癌手术后，放疗是重要组成部分，应于肿块局部广泛切除后给予较高剂量放疗。单纯乳房切除术后可根据患者年龄、疾病分期分类等情况，决定是否应用放疗。多数认为根治术后应用放疗对Ⅰ期病例无益，对Ⅱ期以上病例可能降低局部复发率。目前根治术后不作常规放疗，而对复发高危病例，放疗可降低局部复发率，提高生存质量。

放疗照射范围原则是肿瘤区及区域淋巴引流区如胸骨旁、锁骨上区及腋窝区。

乳腺癌放疗常见的放射损伤：①心血管的放射损伤；②肺部放射损伤；③臂丛神经损伤；④上肢淋巴水肿等。

（三）靶向治疗

近年来，随着分子生物学技术的提高和对肿瘤发病机制的进一步认识，开始了针对细胞受体、关键基因和控制分子为靶点的治疗，称之为"靶向治疗"。研究发现，HER-2/neu 基因扩增或过度表达的乳腺癌患者无病生存期较短，肿瘤常对 CMF 方案及 TAM 方案耐药。目前，已开发出针对 HER-2 的单克隆抗体曲妥珠单抗，临床试用取得明显疗效。表皮生长因子受体（EG-FR）的过度表达也与患者的不良预后相关。在过度表达 HER-2 的细胞，同时抑制 EGFR 和 HER-2，有相加作用。拉帕替尼是一种口服的小分子表皮生长因子酪氨酸激酶抑制剂，可以同时作用于 EGFR 与 HER-2，在体外试验中，对 HER-2 过表达乳腺癌细胞系的生长抑制作用明显，且与曲妥珠单抗无交叉耐药。拉帕替尼为小分子结构，能够透过血—脑屏障，对于乳腺癌脑转移有一定的治疗作用。

（四）化疗

主要用于乳腺癌术后的辅助治疗。目的是控制潜在的微小转移。单药化疗达到完全缓解者很少，有效期一般只有 4~6 个月，故现今除新药试用外，一般很少应用单一药物。但有效的单一药物是联合化疗成功的基础，对年龄较大或有器官功能严重不全者，不宜进行强烈的联合化疗的病例可采用单剂化疗。

对癌性胸膜腔积液的化疗，可在抽净胸水后，选用消卡芥 40~60 mg、氮芥（HN2）20 mg、噻替哌（TSPA）30 mg、丝裂霉素（MMC）6~10 mg、5-FU 1 000 mg、DDP 90~120 mg，注入胸膜腔。除 DDP 为每 3 周注射 1 次（同时全身水化）外，一般每周胸膜腔内注射 1 次。

（五）内分泌治疗

正常乳腺细胞内存在甾体激素受体，其中与雌二醇相结合的称 ER，在乳腺癌细胞内如有 ER 称为激素依赖性癌细胞。内分泌治疗仅适用于激素依赖型肿瘤，通过测定乳腺癌组织中的 ER，有助于了解肿瘤是否为激素依赖型；ER 阳性者内分泌治疗有效率为 50%以上。方法有去势疗法（卵巢切除或 X 线照射、肾上腺切除等）及应用内分泌治疗药物。常用内分泌治疗药物如下。

1. 三苯氧胺（TAM）

TAM 为最常用的非甾体类抗雌激素类药，近年来应用于乳腺癌的内分泌治疗。TAM 主要作用机制是和体内的雌激素竞争癌细胞的 ER，和血中的 ER 竞争 ER 蛋白。此外 TAM 在体外可以杀伤 ER 阳性的乳腺癌细胞。TAM 常于术后应用（20 mg，1次/天），能减少 ER、PR 阳性乳腺癌的复发率，也可用于已发生转移的乳腺癌患者。TAM 疗效稳定、毒性低，当治疗失败后改用其他药物仍有 25%～30%的疗效。常见的不良反应为面部潮红、食欲减退和轻度恶心。应用 5～8 年导致子宫内膜癌的机会增多，用药期间如果出现异常阴道出血，要立即做相关检查。

有研究证明芳香化酶抑制剂如来曲唑效果优于 TAM，这类药物抑制肾上腺分泌的雄激素转变为雌激素过程中的芳香化环节，从而降低雌二醇，达到治疗乳腺癌的目的。

2. 孕激素

常用的孕激素有甲羟孕酮（MPA，乙酸甲羟孕酮，安宫黄体酮）和甲地孕酮（MA）。两者均为孕激素衍生物，一般作为转移性乳腺癌（MBC）的二线治疗药物。两者的疗效与受体状况有关，ER 与 PR 均阳性者的有效率为 50%左右，而 ER 与 PR 均阴性者的有效率仅为 25%左右。MA 和 MPA 尚有改善患者一般状况，保护骨髓造血功能等作用。

在 TAM 治疗有效的病例中，改用孕激素治疗仍可取得与一线药物 TAM 相似的疗效。但是，如果用 TAM 治疗无效时，改用孕激素治疗的有效率低于 10%。

孕激素的一般用法为：MPA 每次 500 mg，每日 1～2 次。MA 每次 160 mg，每日 1 次。

3. 芳香化酶抑制剂

此类药物能够抑制肾上腺分泌的雄激素转变为雌激素过程中的芳香化环节，从而降低雌二醇水平，达到治疗乳腺癌的目的，一般作为绝经后 MBC 的二线或三线治疗药物。

第一代芳香化酶抑制剂的代表药物为氨鲁米特（AG），作为一线药物治疗 MBC 的客观有效率约为 35%（25%~53%），作为二线药物的有效率约为 25%。

用法：250 mg，口服，1 日 2~3 次，2 周后，剂量逐渐增至每日 4 次。

第二代芳香化酶抑制剂有 4 - 羟雄烯二酮、兰他隆。兰他隆的有效率为 23%~39%，尚有 14%~29% 的患者用药后病变稳定。该药尚可用于辅助治疗后复发患者的一线治疗，兰他隆的用法为 250 mg/次，肌内注射，每 2 周 1 次。

弗隆（来曲唑）是新一代芳香化酶抑制剂，为人工合成的苄三唑类衍生物，来曲唑通过抑制芳香化酶，使雌激素水平下降，从而消除雌激素对肿瘤生长的刺激作用。在一项有 27 个国家的 8 028 例患者参加的多中心 III 期临床试验中证明：与他莫昔芬相比，弗隆可以进一步降低复发风险，显著降低远处转移的危险，而远处转移意味着乳腺癌的死亡，因此，弗隆可以降低病死率。特别是在高危患者组中淋巴结阳性的患者和曾经接受过化疗的患者（降低复发风险 30%）将从弗隆中受益更多。

用法：2.5 mg，口服，每日 1 次。

阿那曲唑是一种强效的选择性非甾体芳香酶抑制剂，可显著降低血清中雌二醇的浓度。在一项研究中，他莫昔芬治疗 2 年后，患者随机分为 2 组，1 606 例患者继续用他莫昔芬 3 年，1 618 例患者改用阿那曲唑治疗 3 年。全部患者激素受体阳性（ER 阳性或 PR 阳性或二者均阳性），在每组中大约 3/4 的患者无淋巴结转移。中位随访期为 26 个月。结果显示，他莫昔芬组患者的 3 年无不良事件生存率为 92.7%，阿那曲唑组为 95.8%。总共发生了 177 个不良事件，其中 110 个发生在他莫昔芬组，67 个发生在阿那曲唑组。阿那曲唑预防患者的远期复发更有效，因该组复发次数比他莫昔芬组显著减少（分别为 46 次和 75 次）。阿那曲唑组的无不良事件生存率危险率比为 0.60；长期无复发生存率危险率比为 0.61。二组患者的差异非常显著，且阿那曲唑对 1~2 级肿瘤的疗效较好。

用法：1 mg，口服，每日 1 次。

近年来，又先后开发了新一代芳香化酶抑制剂瑞宁得等。新一代芳香化酶抑制剂对芳香化酶的抑制作用更强，且有高度选择性，因而副作用较小。其临床疗效与兰他隆相似。

瑞宁得的用法为 1 mg，口服每日 1 次。

4. 促黄体激素释放激素（LHRH）拮抗剂

LHRH 拮抗剂作用机制是通过减少卵泡刺激素（FSH）、黄体生成素（LH）以及催乳素的分泌，从而降低雌激素水平，其作用相当于"药物性卵巢切除"。此类药物主要用于治疗绝经前 MBC。常用的有戈舍瑞林和亮丙瑞林。

戈舍瑞林用法：每 4 周深部肌内注射 3.6 mg。亮丙瑞林用法：每 4 周深部肌内注射 3.7 mg。一般连续注射 4~6 次为 1 个疗程。

（六）生物学治疗

生物学治疗是综合治疗的一个组成部分，常用药物有淋巴因子活化杀伤细胞（LAK 细胞）、IFN、IL–2、胸腺素、转移因子等。

五、预后

影响乳腺癌预后的因素很多，最重要的有：

1）腋窝淋巴结有无转移、区域淋巴结的转移状况，被认为是乳腺癌最重要的预后因素之一。

2）肿瘤大小也是很重要的因素，一般来说，肿瘤愈大，预后愈差。

3）癌瘤侵犯的范围，包括原发癌灶的临床表现及癌肿是否沿淋巴结或血道转移。

4）根据乳腺癌的病理组织学估计癌的预后。分化低的癌细胞恶性程度高，转移早，预后差；分化高的癌细胞恶性程度低，转移晚，预后较好。

5）肿瘤的生长速度与乳腺癌的预后有一定关系。有人发现，同属于Ⅰ期病例，倍增时间长者5年生存率可达96%，倍增时间短者则只有50%。

6）ER和PR状况也可作为估计预后的一个指标。ER阳性患者手术后不接受任何的全身治疗，其5年复发率比相应的ER阴性患者低5%～10%。PR作为判断预后指标的作用还不是很明确。

六、护理问题

（一）术前

1. 恐惧、焦虑

由于不了解病情而惧怕手术；了解病情者因担心器官缺损或害怕化疗、放疗所致。

2. 营养失调——低于机体需要量

由于化疗副作用引起食欲缺乏、恶心、呕吐，致进食量减少所致。

3. 舒适度降低

恶心、呕吐、疲乏，由化疗药物副作用引起。

4. 受伤的危险

由化疗药物导致患者晕厥、肢端神经麻痹导致感觉异常等。

（二）术后

1. 生命体征改变的可能

与麻醉和手术有关。

2. 切口疼痛，手术侧肢体不适

由手术引起。

3. 潜在并发症

如皮下积液、皮瓣坏死、患肢水肿、感染等。

4. 皮肤完整性损害

由手术引起。

5. 康复知识缺乏

由于未接受专门教育及文化程度有限引起。

6. 自我形象紊乱

与乳腺全切有关。

七、护理

乳腺癌根治性手术切除组织多、手术创面大，护理工作的质量可直接影响术后患者的精神状态和肢体功能的恢复。

（一）一般护理和术前准备

1）要帮助患者建立战胜癌症的信心和进行心理治疗，尤其要使年轻妇女对术后在形体上所产生的后果有充分的思想准备，尽量减少手术给患者带来的精神创伤。

2）对妊娠和哺乳期的乳腺癌患者，前者应立即终止妊娠，后者应断乳，可肌内注射丙酸睾酮或服用炒麦芽等。

3）对高龄患者应做心肺功能检查，如有异常，应充分做好术前准备，以减少术中和术后可能发生的心肺功能失代偿的并发症。

4）按手术要求的范围准备皮肤，尤应注意乳头和乳晕部位的清洁，因该部位的皮肤不甚平滑。如需植皮者，应准备供皮区的皮肤。对已有皮肤溃疡的患者，更应于术前3天，即开始一天两次换药，并用酒精仔细擦净和消毒溃疡周围的皮肤。

（二）术后护理

1）严密观察生命体征，如有异常通知医生。

2）麻醉清醒后，血压平稳，术后6小时应取半卧位，以利于腋下引流及呼吸道通畅。

3）伤口引流的护理，乳腺癌术后常需皮下放置引流管，并接负压吸引，以减少创面积液、积血，使皮瓣紧贴胸壁，促进创面愈合。应注意以下几点：

（1）妥善固定引流管，防止滑脱。引流管长短应适中，太长易扭曲、打折，妨碍引流；太短影响患者床上活动，且易被拉出，长度以患者在床上能自由翻身活动不易拉出为标准。密切观察引流管的状态，有无受压、脱出、扭曲等情况，并及时处理。

（2）保持负压，应保持在4~6 kPa，负压过大易导致引流管瘪塌，使引流不畅，甚至导致出血；过小则达不到有效吸引，易因创面积血、积液而导致皮瓣或所植皮片坏死。

（3）经常挤压引流管，如有血块堵塞，应及时排除，保持引流通畅。

（4）密切注意引流液的量及性质。术后第一天为鲜红色血性物，引流量应小于200 ml，以后逐日减少。一般术后3天即可拔除引流管。如在手术当日短时间内有大量血性液体流出，超过300 ml，提示有出血倾向，应立即通知医生，予加压重新包扎并予止血药等。

4）患侧上肢抬高，以利静脉与淋巴回流，减少肿胀，注意观察患肢血液循环及水肿情况。

5）必要时给予镇静止痛药物，以保持患者创面无痛和足够的睡眠。

6）术后尽早给易消化、富含营养的流质或半流质饮食。

7）全身情况许可时，鼓励患者早期做床上或床下活动，切口愈合后，应尽早鼓励患者进行患侧上肢的功能锻炼，如用手梳头、摸墙、抬高及逐渐从头顶扪及对侧耳郭等，不断扩大肩关节活动范围。

8）并发症的观察及处理

（1）皮下积液：多因皮瓣活动遗留空腔、皮下渗液引流不畅所致。一旦出现积液，皮瓣颜色暗红，局部皮肤有波动感。术后一定要注意加压包扎和有效负压引流，使皮瓣与深层组织紧密贴合，防止血液积聚。术后早期患肢（尤其肩关节）活动应适度。如出现皮下积液，可皮下抽液后用胸带加压包扎，患肢限制活动，功能锻炼暂缓。

（2）皮瓣坏死：正常皮瓣颜色红润，温度与健侧相近。如果颜色暗红、苍白、青紫、发黑均提示血运不良，应及时通知医生处理。坏死范围较大者，需及时将坏死部分剪除，清创换药，做好植皮前的创面准备，以便于早期植皮。

（3）患侧上肢淋巴水肿：为根治术后最常见的并发症，发生率为 15%~30%，多发生于术后。引起上肢肿胀的原因很多，如腋窝积液、头静脉结扎、切口延至上臂、腋下广泛转移、术后上臂活动迟延等。一旦出现水肿，轻度抬高患肢，使用弹力绷带促进回流；严重者应尽快找专业医生。淋巴水肿重在预防，目前仍无明确有效治疗方法。

（4）伤口感染：也是引起上肢肿胀的重要原因，常可见皮瓣边缘坏死、感染。引起感染的原因多为腋窝积液持续时间过长，或反复引流不畅。此时，局部应积极合理换药，清除不利于伤口愈合的因素，同时也应给予足量的抗生素控制感染。

9）对于自我形象紊乱的护理，护理人员应与患者交谈，也可以通过讨论的方式，让患者说出他们的顾虑和问题，可以让患者戴上假乳房或施行人工乳房手术来解决没有乳房的失落感。动员患者家属及亲友来关心、体贴患者，鼓励患者参加社交活动和恢复工作。

10）患者出院时应向患者家属交代有关事项，如告知患者5年内避免妊娠，及时复查血象，按时来院复查等，一般术后6个月复查一次，以后每3个月一次。

（三）健康指导

1）由于绝大部分乳腺癌是患者自己发现的，故应指导妇女普及乳房自查技能，以利早诊早治。自查技巧：站在镜前以各种姿势对比双侧乳房是否对称、一致，注意皮肤颜色、乳头是否内陷；两臂放松垂于身侧，向前弯腰，双手高举压于头后，双手叉腰用力向中线推压。仰卧床上，手指平放于乳房上，轻压，从外向乳头逐圈检查乳房有无包块，被查侧的手臂放于身侧检查一遍，压在头后再检查一遍；同法查对侧；交叉查两侧腋窝；仰卧按前法再检查一遍。最后用拇指及食指轻轻挤压乳头，观察有无液体流出，疑有异常立即到医院检查。术后患者也需定期自查，以便及早发现复发征兆。

2）出院后不宜用患侧上肢测量血压、行静脉穿刺，防止肢体肿胀，避免皮肤破损，减少感染的发生。

3）避免用患侧上肢搬动、提拉过重物体。

4）遵照医嘱坚持放疗和化疗，并定期到医院复查。

5）术后5年内避免妊娠，因为妊娠常促使乳腺癌复发。

6）根治术后，为矫正胸部形体的改变，可佩戴义乳或行乳房重建术。

第二节　食管癌

食管癌是一种常见的恶性肿瘤，全世界每年新发食管癌约30万人。食管癌的高发区分布在南非、土库曼斯坦、哈萨克斯坦和欧洲的法国等。我国是食管癌的高发区，河南省发病率最高，河南林州市35～64岁男性食管癌发病率为478.87/10万，其次为江苏、山西、河北、福建、陕西、安徽、湖南、新疆。本病的男女发病率国外报道相差悬殊，男女之比为（1.1～1.7）∶1，我国各地普查资料显示，男女发病率比例为（1.3～2.7）∶1。发病年龄以高年龄组为主，35岁以前的构成比很小，35岁以后随年龄增长而构成比增高，以60～64岁组最高，70岁以后逐渐降低。我国恶性肿瘤的平均死亡年龄为58.15岁，食管癌的平均死亡年龄为63.49岁，50～69岁者占全部食管癌死亡者的60%以上。食管癌高发地区的发病年龄和死亡年龄均较低发区提前10年左右。

一、病因和发病机制

食管癌的确切病因目前尚不完全清楚。一般认为可能与人们的居住环境、饮食习惯、生活方式等因素有关，是多种因素综合作用的结果。

（一）亚硝胺化合物

近年来实验证明诱发食管癌的亚硝胺类化合物有20多种，这些物质存在于某些食物、蔬菜和饮水中，也可在体内和体外形成。如河南省林县等地居民常吃的酸菜中，亚硝酸盐的含量甚高。

（二）霉菌的致癌作用

用霉变食物可诱发大鼠或小鼠食管和前胃的癌前病变或鳞癌，从这些霉变食物中可分离出白地霉、黄霉、根霉及芽枝霉等，这些均能诱发动物肿瘤，且这类霉菌与亚硝胺有促癌的协同作用。我国调查食管癌的部分资料证明，高发区居民比低发区食用发酵和霉变的食物较多，如广东潮汕地区居民常吃的鱼露。

（三）微量元素缺乏

据调查，我国食管癌高发区人体外环境中钼、锌、铜、镍的含量均偏低。

（四）饮食习惯

食物的物理性刺激如热、粗、硬，吸烟，饮酒，以及营养缺乏等似与食管癌的发生有一定的关系。

（五）遗传易感性

无论在食管癌高发区或低发区均可以找到食管癌的高发家族。说明有明显的家族性聚集现象。但是这种家族聚集现象是出于遗传因素所致抑或出于同一家族成员在相当长的一段时间中接受相同的环境致癌因素所致，目前尚无定论。

（六）食管的癌前病变

食管慢性炎症、反流性疾病、贲门失弛缓症、缺铁性吞咽困难综合征、瘢痕狭窄、白斑病等可能导致癌变。

二、病理

食管癌常发生在食管中段，占 50% 以上，约 30% 在下段，20% 在上段。以鳞癌最多见，多见于上、中段。腺癌次之，多见于下段。未分化癌较少见。

（一）病理形态分型

1. 早期食管癌的病理形态分型

早期食管癌一般根据内镜或手术切除标本所见，可分为 4 型，即隐伏型、糜烂型、斑块型和乳头型。其中以斑块型为最多见，癌细胞分化较好，糜烂型次之，癌细胞分化较差。隐伏型病变最早，均为原位癌。乳头型病变较晚，虽癌细胞分化一般较好，但手术所见属原位癌者却较少。

2. 中晚期食管癌的病理形态分型

根据病理形态可分为 5 型：

1）髓质型：约占 70%，食管呈管状肥厚，癌肿浸润食管壁各层及四周，恶性程度高。

2）缩窄型：又称硬化型，癌肿环形生长，造成管腔狭窄，常较早出现阻塞。

3）蕈伞型：癌肿向腔内生长，边缘明显，突出如蘑菇状。

4）溃疡型：癌肿形成凹陷的溃疡，深入肌层，阻塞程度较低。

5）腔内型：癌肿呈息肉状向腔内突出，表面有糜烂溃疡，侵及肌层。

（二）组织学分类

绝大多数为鳞状细胞癌，在我国约占 90%。少数为腺癌，来自 Barrett 食管或食管异位胃黏膜的柱状上皮。另有少数为恶性程度高的未分化癌。

（三）食管癌的扩散和转移方式

食管癌的扩散及转移有三种方式：

1）在食管壁内及其周围组织中的直接扩散。

2）沿淋巴引流的淋巴结转移。

3）通过血液循环的远部转移。

淋巴转移为主要途径，血行转移发生较晚。

三、分期

（一）TNM 分期

T：原发肿瘤

T_x：对原发肿瘤不能确定。

T_0：未发现原发肿瘤。

T_{is}：原位癌。

T_1：肿瘤侵犯固有膜或黏膜下层。

T_2：肿瘤侵犯肌层。

T_3：肿瘤侵犯外膜。

T_4：肿瘤侵犯邻近组织。

N：区域淋巴结

N_x：对区域淋巴结转移不能确定。

N_0：无区域淋巴结转移。

N_1：有区域淋巴结转移。

M：远处转移

M_x：对远处转移不能确定。

M_0：无远处转移。

M_1：有远处转移。

食管下段：

M_{1a}：腹腔淋巴结转移。

M_{1b}：其他远处转移。

食管上段：

M_{1a}：颈淋巴结转移。

M_{1b}：其他远处转移。

食管中段：

M_{1a}：不适用。

M_{1b}：非区域淋巴结转移或其他远处转移。

（二）临床分期

0 期：$T_{is}N_0M_0$。

Ⅰ期：$T_1N_0M_0$。

ⅡA 期：$T_2N_0M_0$，$T_3N_0M_0$。

ⅡB 期：$T_1N_1M_0$，$T_2N_1M_0$。

Ⅲ期：$T_3N_1M_0$，T_4，任何 N，M_0。

Ⅳ期：任何 T，任何 N，M_1。

ⅣA 期：任何 T，任何 N，M_{1a}。

ⅣB 期：任何 T，任何 N，M_{1b}。

（三）临床病理分期

我国将食管癌分为 0~4 期（表 2－1）。

表2-1 我国食管癌的临床病理分期

分	期	病变长度	病变范围	转移情况
早期	0	不定	限于黏膜层	无淋巴结转移
	I	<3 cm	侵及黏膜下层	无淋巴结转移
中期	II	3~5 cm	侵及部分肌层	无淋巴结转移
	III	>5 cm	侵及全肌层或有外侵	有局部淋巴结转移
晚期	IV	>5 cm	有明显外侵	有远处淋巴结或其他转移

四、护理评估

(一) 临床表现

早期食管癌症状多不明显，偶有吞咽食物哽噎、停滞或异物感，胸骨后闷胀或疼痛。可能是局部病灶刺激，食管蠕动异常或痉挛，或局部炎症、糜烂、表浅溃疡等所致。这些症状时轻时重。常在患者情绪波动时发生，故易被认为是功能性症状而延误治疗。

中晚期食管癌典型的症状为进行性吞咽困难，先是难咽干的食物，继而是半流质，最后水和唾液也不能咽下，严重时呕吐食物，常吐黏液样物，为下咽的唾液和食管的分泌物。患者逐渐消瘦、脱水、无力。持续胸痛或背痛提示为晚期症状，其性质可呈烧灼样、针刺样或牵拉样，以咽下粗糙、灼热或有刺激性食物为著。当癌肿梗阻所引起的炎症水肿暂时消退，或部分癌肿脱落后，梗阻症状可暂时缓解，常误认为是病情好转。

癌肿压迫喉返神经可致声音嘶哑；侵犯膈神经可引起呃逆或膈神经麻痹；压迫气管或支气管可出现气急和干咳；并发食管—支气管瘘或癌肿位于食管上段时，吞咽液体时常可产生呼吸困难或呛咳，并发生呼吸系统感染；如颈交感神经节被癌肿压迫，则可产生颈交感神经麻痹综合征（Horner 综合征）；侵蚀主动脉则可产生致命性出血。

（二）实验室及其他检查

1. X 线吞钡检查

食管癌 X 线表现主要有：黏膜皱襞增粗迂曲、中断或消失；管腔充盈缺损和狭窄，管腔边缘不规则，如虫蚀状或毛刺状；管腔舒张度减低、消失，甚则管壁僵硬；软组织肿块影，肿物突向管腔内，或钡剂通过障碍，或排空缓慢，或梗阻等表现。

2. 食管拉网脱落细胞学检查

我国创用的食管拉网脱落细胞学检查，早期病变阳性率可达 95%。除可明确诊断外，分段拉网检查尚可定位。是一种简便易行的普查筛选诊断方法。

3. 纤维食管胃镜检查

纤维食管胃镜检查能直接观察食管黏膜的病变情况，通过刷检及活体组织切片能明确诊断，对于中晚期食管癌的确诊率可达 100%，早期食管癌的诊断也比 X 线检查有明显优越性，X 线检查怀疑早期食管癌的患者应常规行此检查。检查时患者痛苦较小，即使体质较差的患者也能耐受，此项检查的广泛应用，对食管癌的诊断起到了重要作用。早期病变在内镜下难以区别时，可用 1%～2% 甲苯胺蓝或 3%～5% 卢戈氏碘液行食管黏膜染色。前者正常上皮不染色，而将肿瘤组织染蓝色；后者将使正常食管鳞状上皮染成棕黑色，肿瘤组织不被碘染色而鲜亮。

4. CT 检查

CT 可以清晰显示食管与邻近纵隔器官的关系。CT 在显示食管癌病灶大小、肿瘤外侵范围及程度方面明显优于其他诊断方法。

5. 食管超声内镜检查（EUS）

内镜超声发生系统通过充水囊而工作。此种新检查方法的优点如下：

1）可以精确测定病变在食管壁内浸润的深度，准确率达90%。

2）可以测出壁外异常肿大的淋巴结，包括远离病变部位处的淋巴结，显示率达70%。

3）迅速而容易地区分病变位于食管内还是壁外。

（三）其他评估

1. 健康史

1）一般资料：年龄、基础生命体征、与食管癌相关的生活习惯（进食过热、过快、过硬等）。

2）家族史：家庭中有无食管肿瘤家族史，或其他肿瘤患者。

3）既往史：有无其他部位的肿瘤史或手术治疗史，有无其他伴随疾病，如糖尿病、冠心病、高血压、慢性支气管炎等。

2. 身体状况

评估营养状况、水电解质失衡的程度。

3. 心理和社会支持状况

1）患者对疾病的认知程度，对手术有何顾虑，有何思想负担。

2）亲属对患者的关心程度、支持程度，家庭对手术的经济承受能力。

五、治疗

（一）治疗原则

食管癌的治疗方法主要为外科手术，辅以放疗、化疗、内镜治疗。目前仍推崇手术与放疗、化疗相结合的综合治疗。Ⅰ期患者手术切除；Ⅱ、Ⅲ期可先手术切除，术后配合放化疗，也可先做放疗后化疗或同时放化疗，再争取手术；Ⅳ期患者以化疗和放疗为主。

（二）一般治疗

加强营养支持，晚期不能进食患者，应给予肠外营养，可考虑深静脉穿刺置管，给予足够的能量（糖类、氨基酸、脂肪以一定的比例），补充足够的维生素与微量元素，维持水电解质平衡。对于癌痛，遵照 WHO 三阶梯止痛原则。对于轻中度疼痛可用阿司匹林等解热镇痛药，如不能很好控制可加用曲马多或可待因，如不理想可改用吗啡类药物，如吗啡 10 mg，2 次/天，或更大剂量的硫酸吗啡控释片 30 mg，2 次/天，也可改用芬太尼贴剂经皮给药。遵照"口服给药，按阶梯给药，按时给药，个体化给药"的原则。

晚期癌症患者，不少合并焦虑、抑郁等心理问题。以焦虑为主的给予阿普唑仑 0.4 ~ 0.8 mg，2 次/天，或黛力新 1 片，2 次/天，或曲唑酮（美抒玉）50 ~ 100 mg，1 次/天，也可以用盐酸丁螺环酮片；以抑郁为主的给予 5 - 羟色胺再摄取抑制剂（SSRI）类药。如氟西汀（百忧解）20 mg，1 次/天，甚至起效更快的奥氮平（再普乐）。

对于入睡困难的可给予地西泮、阿普唑仑、唑吡坦（思诺思）或三唑仑、佐匹克隆（忆梦返）等药物；对于睡眠时间短、易早醒的可给予氯硝西泮。

（三）手术治疗

对于0、Ⅰ期的食管癌，手术是标准的治疗手段，可获得满意的生存率。对于大部分Ⅱ期或及若干Ⅲ期者一旦明确诊断，在患者全身情况许可时，应争取外科治疗，其5年生存率仍能达到20%～30%。

外科手术的进路、途径、吻合部位、重建方法应取决于病变情况、患者身体条件以及医生的擅长、经验及习惯等因素，但应遵循下列原则：

1）在病变比较局限的情况下，应力求彻底切除肿瘤以达到根治性切除。这就要求在保证患者安全的前提下，有足够的食管切除长度和充分的淋巴结和食管旁结缔组织的清扫。一般胸中、下段食管癌应行主动脉弓上、胸顶部或必要时颈部吻合术，胸上段食管癌应行颈部吻合术。食管上下缘切除长度一般应距离病变边缘5 cm以上。

2）在病变已有广泛转移或有明显外侵（T_4）并经探查判断不可能行根治性切除的情况下，则仍应争取姑息性切除，以达到改善生活质量和延长生命的目的。术后再进行可能的放疗或药物治疗。行姑息切除时应避免切开或切碎肿瘤组织而加速医源性肿瘤的扩散转移，并应力求减少肿瘤残留体内。可能时应放置金属标记，以便为术后放疗时定位参考。

3）在肿瘤已明显侵入周围器官形成冻结状态确定不能切除时，则应根据患者吞咽困难的程度、全身和术时情况等考虑是否进行减状手术（如食管胃分流吻合术、胃空肠造瘘、腔内置管术等）或中止手术。

（四）放疗

放疗是食管癌的重要治疗手段之一，适应范围比手术广，包括根治放疗和姑息性放疗两大类，照射方法有外放射和腔内放射、术前放射和术后放射。治疗方案的选择，需根据病变部位、范围、食管梗阻程度如患者的全身状况而定。

对失去手术机会的患者，可采用放疗。上段食管癌的效果比中段食管癌及下段食管癌好。此外，对术前估计手术切除可能性不大者，给予术前放疗可提高切除率和存活率，并能减少术中癌肿播散的机会。

（五）化疗

化疗对一些中晚期食管癌患者来说不但能缓解症状，还可使瘤体缩小。但总的说来，化疗对食管癌的远期疗效还不够理想，关于化疗方案，目前较为一致意见是联合化疗而不主张单一用药。联合化疗中一种是以治疗鳞癌的博来霉素（BLM）为主的方案；另一种是以治疗胃肠道腺癌的 5 - FU 为主方案。

（六）选择性食管动脉灌注化疗

食管癌的选择性动脉灌注化疗是一个重要的给药途径，国内外虽然起步较晚，但从目前仅有的资料即显示出了它的疗效和其潜在的研究价值及与手术、放疗联合应用的临床意义。

目前食管癌常用灌注药物有 DDP $80 \sim 100$ mg/m^2，卡铂（CBP）$300 \sim 400$ mg/m^2，BLM $20 \sim 25$ mg/m^2，PYM $25 \sim 30$ mg/m^2，MMC $14 \sim 20$ mg/m^2。ADM $40 \sim 60$ mg/m^2，吡柔比星（THP）$60 \sim 70$ mg/m^2，5 - FU $750 \sim 1\ 000$ mg/m^2 等；联合灌注方案多采用 DDP + PYM、DDP + 5 - FU、ADM 或 THP + MMC、DDP + MMC + PYM 等。$4 \sim 5$ 周 1 次，$2 \sim 3$ 次后评价疗效，然后

手术或放疗。内经导管直接向肿瘤供血动脉灌注抗癌药物，可增加局部肿瘤组织中的药物浓度和作用时间，故临床疗效较全身化疗高，副作用轻。

有研究者术前动脉插管灌注 5 – FU 及间断注射 MMC、长春新碱（VCR）治疗贲门癌 48 例，然后手术，术后 1、3、5 年存活率分别为 75%、50% 和 29%。与单纯手术组的 60%、23% 和 16% 相比，差异有显著意义。Matsuno 比较了食管癌经动脉灌注 BLM 后手术切除的 3、4、5 年生存率分别为 31%、31% 和 23%，而单纯手术的 3、4、5 年生存率分别为 25%、25% 和 19%。

（七）生物学治疗

给食管癌患者应用生物反应调节剂，如胸腺素、IFN 等，有利于恢复机体的免疫功能。食管癌有颈淋巴结转移者可用 IFN 及肿瘤坏死因子，每次分别以 60 万 U 和 50 万 U 行瘤体内多点注射，用药次数为 15～16 次，有近 30% 的病例可见瘤体缩小。

（八）综合治疗

食管癌综合治疗的方式有：术前或术后放疗；化疗后手术；化疗加放疗后手术；放疗加化疗。其中术前化疗加放疗效果最显著，其手术切除率在 50%～90%。5 年生存率在 30% 以上。

（九）内镜治疗

内镜治疗适用于不能手术、术后复发或吻合口狭窄的患者，可采用激光、微波治疗；对于有梗阻症状者可采用探条扩张的手段以缓解梗阻症状，也可采用食管金属支架置入的方法来解决进食问题，近年来带膜的金属支架及防反流支架亦被广泛应用。另外，早期食管癌有人采用内镜下黏膜切除术的方法，取得较好的疗效。

（十）介入治疗

晚期食管癌患者大多数是因食管狭窄、食管瘘，无法进食，营养障碍而致死亡。既往对食管狭窄多采用胃造瘘术，往往患者及家属难以接受；采用单纯扩张、气囊扩张、高频电刀及激光切开松解等方法，疗效不稳定、维持时间短，对食管瘘亦无很好的治疗方法。1983 年法国 Frimberger 使用膨胀金属螺旋管治疗恶性食管狭窄，后来韩国 Song 等又报道用包裹有硅胶膜的金属支架治疗癌性食管狭窄，均获得成功，从而为晚期食管癌找到了一条新的治疗途径。近年来由于国产金属支架的研制成功，费用大大降低，加快了食管支架在我国临床的应用。内支架采用钛镍记忆合金做成，因记忆合金具有保持温度反应特性，加上支架网状编织结构特点，使支架置入容易，进入食管后，在体温作用下弹性恢复良好，支架力加强，自行扩张固定。食管支架解决了患者的进食问题，为其他治疗创造了条件。但对癌细胞没有杀伤作用，仅仅是一种姑息性的治疗手段，必须配合积极有效的放射及化疗。

（十一）光动力学疗法

光动力学疗法（PDT）又称光敏疗法，是利用光敏剂对肿瘤组织特殊的亲和力，经激光或普通光源照射肿瘤组织后产生生物化学反应，即光敏效应，杀灭肿瘤细胞。PDT 的临床试验，最早始于 1972 年。食管癌的光动力学治疗临床使用安全，对早期病变疗效好，对晚期患者只有姑息性疗效。

六、护理问题

（一）术前

1. 焦虑/恐惧
与害怕手术、担忧疾病预后有关。
2. 营养失调——低于机体需要量
与肿瘤的慢性消耗有关。
3. 疼痛
与肿瘤侵犯周围组织有关。
4. 知识缺乏
缺乏疾病相关的治疗、护理、康复知识。
5. 便秘
与情绪、饮食、活动或环境改变等有关。

（二）术后

1. 焦虑/恐惧
与担心手术并发症及疾病愈后有关。
2. 清理呼吸道低效
与术后疼痛，不敢咳痰有关。
3. 营养失调——低于机体需要量
与肿瘤慢性消耗有关。
4. 疼痛
与手术创伤有关。
5. 知识缺乏
缺乏相关的术后康复知识。
6. 有体液不足的危险
与禁食、胃肠外营养有关。

7. 潜在并发症

出血、感染、肺不张、心律失常、吻合口瘘、乳糜胸。

七、护理

（一）心理护理

食管癌患者多是以吞咽困难为主诉入院，往往合并进行性加重的进食困难、体重下降及焦虑不安；求生欲望强烈，迫切希望早日手术切除病灶，恢复进食。但当邻近手术日时，则有紧张、焦虑、恐惧等反应；他们担心手术成功与否，麻醉和手术意外，害怕术后伤口疼痛和各种并发症，担心预后不良和生活质量下降等。患者表现出情绪低落、失眠和食欲下降。

护士应加强与患者和家属的沟通，了解患者及家属对疾病和手术的认识程度，了解患者的心理状况。根据患者的具体情况实施耐心的心理疏导，讲解手术和各种治疗护理的意义、方法、大致过程、配合与注意事项，强调治愈的希望，请其积极配合治疗与护理，保持良好心境接受手术。同时做好家属的工作，争取家属在心理上、经济上给予支持与鼓励，解除患者的后顾之忧。为患者创造安静、舒适的环境，以促进睡眠，必要时使用镇静、镇痛药物。

（二）手术前、后护理

1. 术前护理

1）心理护理：了解患者的心理状况，认真听取并解释患者与家属感到疑惑的问题，鼓励患者放松及分散注意力。减轻患者的焦虑、紧张情绪。

2）营养支持：术前应保证患者的营养摄入。能口服者，指导患者合理进食高热量、高蛋白、含丰富维生素的饮食。注意观察患者的进食反应，随时调节患者的饮食。对不能进食而营养状况差的患者，可补充液体、电解质或提供肠外营养。

3）呼吸道准备：术前患者戒烟 2 周以上。患有支气管炎、肺气肿的患者，术前应用抗生素、支气管扩张剂，改善肺功能。术前指导并训练患者有效咳痰和腹式呼吸，预防术后肺炎和肺不张。

4）保持口腔卫生：口腔内的细菌可随食物或唾液进入食管，在梗阻或狭窄部位停留、繁殖，易造成局部感染，影响术后吻合口愈合。餐后或呕吐后要漱口或口腔清洁；积极治疗口腔疾病；不能进食的每天用淡盐水或含漱液漱口数次。

5）胃肠道准备

（1）术前 1 周遵医嘱给予患者口服抗生素溶液，以消除食管癌引起的梗阻和炎症。

（2）术前 3 天改为流质饮食，术前 1 天禁食。

（3）梗阻明显者，术前 1 天晚遵医嘱用生理盐水 100 ml 加抗生素经鼻胃管冲洗食管及胃，以减轻局部充血水肿，减少术中污染，防止吻合口瘘。

（4）结肠代食管手术患者，术前 3 ~ 5 天口服抗生素，如甲硝唑、庆大霉素或新霉素等。术前 2 天进食无渣饮食，术前晚清洁灌肠或全肠道灌洗后禁饮、禁食。

（5）手术晨放置胃管，如通过梗阻部位有困难不能强行进入，以免戳破食管。可暂置于梗阻上端，待手术时在直视下置于胃中。

2. 术后护理

1）胸部外科术后护理。

2）保持胃肠减压有效的负压吸引，密切观察胃液的颜色及量，及时发现吻合口出血，及时处理。如胃管脱出后应严密观察病情，不应盲目再插入，以免戳穿吻合口，造成吻合口瘘。

3）饮食指导：术后 3～4 天患者吻合口处于充血水肿期，胃肠蠕动尚未恢复正常，应禁食、禁水，按医嘱静脉补液，维持水、电解质平衡，准确记录出入量，并间断输入白蛋白，以预防吻合口瘘。如肠功能恢复可试饮水一天，次日进流质半量，如无不适，2 天后改进流质，一般术后 7 天左右改进半流质。鼓励患者多进营养丰富、少渣、易消化饮食，要坚持少量多餐。

4）并发症的观察

（1）吻合口瘘：吻合口瘘是食管癌手术后最严重的并发症，死亡率高达 50%。多发生在术后 5～17 天，如患者出现高热、胸闷、呼吸困难、脉快、白细胞增高等立即禁食，查胸片，并观察病情变化。必要时行胸膜腔闭式引流，加强抗感染治疗及静脉营养支持。

（2）乳糜胸：食管、贲门癌术后并发乳糜胸是比较严重的并发症，多发生在术后 3～5 天，如患者出现胸闷、气短、心悸、气管移向健侧，每天有大量淡黄色或乳白色液体自胸膜腔引流管流出，应立即禁食，做好胸导管结扎术的准备。

（3）胸膜腔感染：因胸膜腔积液感染可引起发热、胸痛等，可应用抗生素至体温正常时止。

5）胃肠造瘘术后的护理：对于食管癌晚期，出现食管完全阻塞，而又不能手术切除的患者，实施胃肠造瘘术是解决进食的简单、有效的方法。灌食的方法和注意事项如下：

（1）饮食的准备，每天需要灌食 2 000～2 500 ml，每 3～4 小时灌一次，每次 300～500 ml，可灌入牛奶、蛋花、果汁、米汤、肉汤等流质饮食。食物的温度与体温接近。

（2）灌食前评估患者肠蠕动情况，以便决定灌入量的多少。

（3）灌食的方法：患者取半卧位，将导管一端接在瘘口内的管子上，另一端连接灌食器。将食物放入灌食器。进食时防止气体进入胃内。速度不能过快，不能过多。灌完后用 20～30 ml

温水冲洗导管以免残留食物阻塞导管。将瘘口内的管子折曲，包纱布，用橡皮筋绑紧，再适当地固定在腹壁上。

（4）每次灌食后用温水拭净皮肤，必要时在瘘口周围涂氧化锌软膏，以减少胃液对皮肤的刺激。

（5）灌食初期胃造瘘管每2～3天更换一次，几星期后可拔除管子，在灌食前插入导管。

（三）健康指导

1. 养成良好的生活习惯

食管癌的发病原因中，有很多与不良生活习惯和嗜好有关，如饮酒、吸烟、食霉变或含亚硝胺的酸菜、咸菜、煎焦食物等，饮食粗、硬、热、快的不良饮食习惯等。要预防本病，应改变不良生活习惯，多吃较易消化的食物，细嚼慢咽。多吃新鲜蔬菜和水果，同时进食营养丰富的食物，如牛奶、肉汁、蜂蜜、藕汁、梨汁等。

2. 积极治疗食管上皮增生和癌前疾患

如食管炎、息肉、憩室、瘢痕狭窄以及贲门失弛缓症等，虽是良性疾患，但与食管癌发生相关，易发生恶变。

第三节 肺 癌

肺癌大多起源于支气管黏膜上皮，因此也称支气管肺癌，是目前世界上最常见的恶性肿瘤之一。近年来，肺癌的发病率和病死率呈迅速上升趋势，城市尤为明显，肺癌在城市肿瘤死亡率中已由原来的第4位升为第1位。肺癌患者男性多于女性，男女之比为（3～5）∶1。但近年来，女性肺癌，特别是腺癌的发病率明显增加。

一、病因

病因至今仍不明确，现有资料表明主要与以下因素有关。

（一）吸烟

资料表明，大量吸烟是肺癌的一个重要致病因素。烟草的烟雾中含有多核芳香烃、N-亚硝酸、芳香胺、苯以及砷等多种致癌原；烟雾微粒在支气管分叉处沉积，刺激支气管上皮不典型增生，可诱发癌变。吸纸烟者比吸带过滤嘴和低焦油含量烟者的发病率高。开始吸烟愈早、吸烟时间愈长、吸烟量愈大肺癌的发病率愈高。吸烟者肺鳞癌和小细胞癌的发病率是不吸烟者的 10 倍。而戒烟后肺癌的发病危险性将逐年下降，戒烟后 2~15 年期间肺癌发生的危险性进行性减少，此后的发病率相当于终生不吸烟者。

（二）物理化学致癌因子

长期接触工业致癌因子，已被确认为有致人类肺癌的职业因素，包括石棉、无机砷、铬、镍、煤焦油、二氯甲醚、芥子气、沥青烟尘、氯甲甲醚、氡及氡子体等。

（三）空气污染

空气污染包括室内小环境和室外大环境污染。如室内被动吸烟、燃料燃烧和烹调过程中可能产生的致癌物。有资料表明，室内用煤，接触煤烟或其不完全燃烧物为肺癌的危险因素，特别是对女性腺癌。烹调时加热所释放出的油烟雾也是致癌因素，不可忽视。

城市中汽车废气、工业废气、公路沥青都有致癌物质存在，其中主要是苯并芘。有资料统计，城市肺癌发病率明显高于农村，大城市又比中、小城市的发病率高。上海某橡胶厂历时 12 年的前瞻性调查分析，表明橡胶行业的防老剂虽然是橡胶工人患肺癌增高的一个原因，但不如吸烟危害性大，吸烟和橡胶职业暴露有明显相加作用。云南锡矿中肺癌发病特别高，井下工人肺癌发病率 435.44/10 万，吸烟仍为致矿工患肺癌的主要因素。因此，城市大气污染应包括吸烟、职业暴露等因素。

（四）电离辐射

大剂量电离辐射可引起肺癌。除氡和氡子体所产生的 α 射线提高了矿工患肺癌的危险性外，英国有人报告，接受放射线治疗的强直性脊柱炎患者和受日本原子弹伤害的幸存者中，肺癌的患病率明显提高。

（五）饮食与营养

近年来有关摄取食物中维生素 A 含量少或血清维生素 A 含量低的人患肺癌的危险性增高的问题有不少报道。经动物实验证明，维生素 A 及其衍生物 β - 胡萝卜素能够抑制化学致癌物诱发的肿瘤。美国纽约和芝加哥开展的前瞻性人群观察的结果也说明食物中天然维生素 A 类、β - 胡萝卜素的摄入量与十几年后癌的发生率呈负相关，其中最突出的是肺癌。虽然维生素 A 缺乏者应该加以纠正来降低患肺癌的危险性，但对高危人群来说维生素 A 尚不足以改变已有前期病变的预后。

（六）其他

美国癌症学会将肺结核列为肺癌发病因素之一。有肺结核病史，尤其是肺结核瘢痕者，男性患肺癌的危险是正常人群的 5 倍，女性患肺癌的危险是正常人群的 10 倍。有结核病史肺癌的主要组织学类型是腺癌。

近年研究表明，肺癌的发生与某些癌基因的活化及抗癌基因的丢失密切相关。

此外，病毒感染、真菌毒素（黄曲霉菌）、机体免疫功能的下降、内分泌失调以及家族遗传等因素对肺癌的发生可能也起一定的综合作用。

二、病理和分类

（一）按解剖学部位分类

1. 中央型肺癌

生长在叶、段以上的支气管，位于肺门附近，约占 3/4，以鳞状上皮细胞癌和小细胞未分化癌较为常见。

2. 周围型肺癌

生长在叶、段以下的支气管，位于肺的边缘部位，约占1/4，以腺癌较常见。

（二）按组织学分类

目前国内外对肺癌的组织学分类颇不一致，但大多按细胞分化程度和形成特征区分为：鳞状上皮细胞癌、腺癌、小细胞未分化癌、大细胞未分化癌4类。

1. 鳞状上皮细胞癌（简称鳞癌）

包括梭形细胞癌。由于支气管黏膜柱状上皮细胞受慢性刺激和创伤、纤毛丧失、基底细胞鳞状化生、不典型增生和发育不全，易突变为癌。典型的鳞癌细胞大，呈多形性，胞质丰富，有角化倾向，核畸形，染色，细胞间桥多见，常呈鳞状上皮样排列。电镜检查癌细胞间有大量桥粒和张力纤维束相连接。以中央型肺癌多见，并有向管腔内生长的倾向，早期常引起支气管狭窄导致肺不张或阻塞性肺炎。癌组织易变性、坏死，形成空洞或癌性肺脓肿。

2. 腺癌

包括腺泡状腺癌、乳头状腺癌、细支气管—肺泡细胞癌等。

典型的腺癌呈腺管或乳头状结构，细胞大小比较一致，圆形或椭圆形，胞质丰富，常含有黏液，核大，染色深，常有核仁，核膜比较清楚。

腺癌倾向于管外生长，但也可循泡壁蔓延，常在肺边缘部形成直径 2～4 cm 的肿块。腺癌富血管，故局部浸润和血行转移较鳞癌早。易转移至肝、脑和骨，更易累及胸膜而引起胸膜腔积液。

3. 小细胞未分化癌（简称小细胞癌）

包括燕麦细胞型、中间细胞型、复合燕麦细胞型。为肺癌中恶性程度最高的一种，占原发性肺癌的 10%～15%。发病率次于鳞癌和腺癌。患者年龄较轻，多在 40～50 岁，多有吸烟史。燕麦细胞型和中间型可能起源于神经外胚层的 Kulchistky 细胞或嗜银细胞，该细胞内含有神经分泌型颗粒，具有内分泌和化学感受器功能，能分泌 5 - 羟色胺、儿茶酚胺、组胺等胺类物质，可引起副癌综合征。本型肺癌好发于肺门附近的大支气管，倾向于在黏膜下层生长。常侵犯支气管外肺实质，易与肺门、纵隔淋巴结融合成团块。癌细胞类圆形或梭形，胞质少，类似淋巴细胞。癌细胞生长快，侵袭力强，远处转移早；手术时发现 60%～100% 有淋巴结转移，常转移至脑、肝、骨、肾上腺等脏器。本型肺癌对放射和化学药物治疗特别敏感。

4. 大细胞未分化癌（简称大细胞癌）

大细胞癌可发生在肺门附近或肺边缘的支气管。此型肺癌恶性度较高，但转移较小细胞癌晚，手术切除机会相对较大。

三、分期

分期是定义恶性肿瘤扩散程度的方法。分期非常重要，这是因为恢复和治疗可能的概况取决于恶性肿瘤的分期。例如，某个期的恶性肿瘤可能最好采用手术治疗，而其他的最好采用化疗和放疗联合治疗。小细胞和非小细胞肺癌的分期体系不一样。肺癌患者的治疗和预后（存活可能概况）在很大程度上取决于恶性肿瘤的分期和细胞类型。CT、MRI、骨髓活检、纵隔镜和血液学检查等可用于恶性肿瘤的分期。

（一）TNM 分期

最常用于描述非小细胞肺癌生长和扩散的是 TNM 分期系统。在 TNM 分期中，结合了有关肿瘤、淋巴结和远处器官转移的信息。

T 代表肿瘤（其大小以及在肺内和邻近器官的扩散程度），N 代表淋巴结扩散，M 表示转移（扩散到远处器官）。

T 分期：T 分期根据肺癌的大小，在肺内的扩散和位置，扩散到邻近组织的程度而定。

T_{is}：肿瘤只限于气道通路的内层细胞。没有扩散到其他的肺组织，这期肺癌通常也叫作原位癌。

T_1：肿瘤最大直径小于 3 cm，没有扩散到脏层胸膜（包裹着肺的膜），并且没有影响到主要支气管。

T_2：肿瘤具有以下一个或者多个特征。

1）大于 3 cm。

2）累及主要支气管，但距离隆突（气管分成左右主支气管的地方）超过 2 cm。

3）已经扩散到脏层胸膜。

4）肿瘤部分阻塞了气道，但没有造成全肺萎陷或者肺炎。

T_3：肿瘤具有以下一个或者多个特征。

1）扩散到胸壁、膈肌、纵隔胸膜，或者壁层心包。

2）累及一侧主支气管，距隆突少于 2 cm 但不包含隆突。

3）已经长入气道足以造成全肺萎陷或者全肺炎。

T_4：具有以下一个或者多个特征。

1）扩散到纵隔、心脏、气管、食管、脊柱或者隆突。

2）同一个肺叶里有两个或者两个以上独立的肿瘤结节。

3）有恶性胸膜腔积液（在围绕肺的液体里含有癌细胞）。

N 分期：取决于肿瘤侵犯了附近的哪些淋巴结。

N_0：没有扩散到淋巴结。

N_1：扩散的淋巴结仅限于肺内、肺门淋巴结。转移的淋巴结仅限于患肺同侧。

N_2：已经扩散到隆突淋巴结或者纵隔淋巴结。累及的淋巴结仅限于患肺同侧。

N_3：已经扩散到同侧或者对侧锁骨上淋巴结，和（或）扩散到患肺对侧肺门或者纵隔淋巴结。

M 分期：取决于肿瘤是否转移到远处组织或者器官。

M_0：没有远处扩散。

M_1：已经扩散到一个或者多个远处部位。远处部位包括其他肺叶、超出以上 N 分期里所提及的淋巴结、其他器官或者组织，比如肝、骨或者脑。

非小细胞肺癌的分期编组：一旦 T、N 和 M 分期明确了，这些信息结合后（分期编组）就能明确综合分期 0、Ⅰ、Ⅱ、Ⅲ或者Ⅳ期。分期比较低的患者生存前景比较良好。

（二）临床分期

0 期：$T_{is}N_0M_0$。

I_A 期：$T_1N_0M_0$。

I_B 期：$T_2N_0M_0$。

II_A 期：$T_1N_1M_0$。

II_B 期：$T_2N_1M_0$，$T_3N_0M_0$。

III_A 期：$T_1N_2M_0$，$T_2N_2M_0$，$T_3N_1M_0$，$T_3N_2M_0$。

III_B 期：任何 T，N_3，M_0，T_4，任何 N，M_0。

IV 期：任何 T，任何 N，M_1。

四、护理评估

（一）临床表现

肺癌的临床表现不一，早期可毫无症状，仅在胸部 X 线检查中发现，晚期症状多而复杂。一般而言，中央型肺癌出现症状较早、较多，周围型则较迟、较少。可分为局部、肺外和转移症状三种，最常见的症状有：

1. 原发癌引起的症状

1）咳嗽：为肺癌最常见的症状，多为刺激性干咳，无痰或少许白色黏液痰。咳嗽往往是由肿瘤累及各级支气管所引起的症状。

2）血痰：为肺癌最典型的症状，多为血丝痰或痰中带血。血痰是癌瘤侵犯了支气管黏膜微细血管所致，常混有脱落的癌细胞，痰细胞学检查阳性率高。

3）胸闷、胸痛：早期仅表现为轻度的胸闷，当癌灶累及壁层胸膜或直接侵犯胸壁时，可引起该部位恒定的持续性疼痛。

4）气促：肿瘤堵塞支气管引起的阻塞性肺炎或肺不张是肺癌气促的原因之一，气促的程度随阻塞的范围不同而异。肺癌胸膜播散所致的恶性胸水也是气促的原因。另外，弥漫性肺泡癌导致肺间质病变，可引起换气不足性的气促，严重者可引起难以治疗的呼吸困难。

5）发热：阻塞性肺炎是肺癌发热的主要原因。这种发热的特点是迁延反复，时好时坏，难以治愈。另外，发热也可为癌性毒素或骨髓转移所致。

6）非特异性全身症状：食欲缺乏、体重减轻、晚期出现恶病质等。

从以上的描述可看出，肺癌的症状学没有特异性，与许多呼吸系统疾病的临床表现近似。因此，依靠症状学来诊断肺癌，关键在于对肺癌的警惕性。凡是超过两周经治不愈的呼吸道症状，要高度警惕肺癌存在的可能性。

2. 肿瘤局部扩散引起的症状

晚期肺癌压迫侵犯邻近器官、组织或发生远处转移时，可以产生下列征象：

1）右上肺癌或纵隔淋巴结转移癌累及上腔静脉，引起上腔静脉压迫综合征：头面部及上肢浮肿，颈静脉及前胸壁和上肢静脉怒张，患者气短、头胀及手肿等症状较重。

2）累及喉返神经可引起声带麻痹，声音嘶哑。

3）侵犯胸膜，可引起胸膜腔积液，往往为血性；大量积液，可以引起气促；若侵犯胸膜及胸壁，可以引起持续性剧烈胸痛。

4）近纵隔的癌肿可侵及膈神经，引起同侧膈肌麻痹，在透视下显示膈肌位置升高和反常呼吸运动。

5）上叶顶部肺癌，亦称 Pancoast 肿瘤，可以侵入纵隔和压迫位于胸廓上口的器官或组织，如第一肋骨、锁骨下动脉和静脉、臂丛神经、颈交感神经等，产生剧烈胸肩痛、上肢静脉怒张、水肿、臂痛和上肢运动障碍，同侧上眼睑下垂、瞳孔缩小、眼球内陷、面部无汗等颈交感神经综合征。

3. 远处器官转移表现

1）发生脑转移者可出现颅内高压和定位症状，主要包括头痛、呕吐、视物模糊、眩晕和一侧肢体无力、共济失调等。

2）发生骨转移者可出现局部疼痛、骨折和高钙血症等。

3）发生肝转移者可出现厌食、肝区疼痛、肝大、黄疸和腹水等。

4）发生肾上腺转移者可出现高血压等表现。

有的病例，癌肿产生的内分泌物质在临床上产生非转移性全身症状，称为副癌综合征，如肺源性骨关节病综合征（杵状指、骨关节肿痛、骨膜增生等）、库欣综合征、神经肌肉综合征、高钙血症、重症肌无力或男性乳腺增大等情况。切除肺癌后，症状可能迅速消失。

小细胞癌具有神经内分泌功能，能产生 5 – HT、促肾上腺皮质激素（ACTH）等引起相应类癌综合征。典型特征是皮肤、心血管、胃肠道和呼吸功能异常，主要表现为面部、上肢躯干的潮红或水肿，水样腹泻，心动过速，喘息样呼吸困难，瘙痒和感觉异常。

（二）实验室及其他检查

1. X 线检查

X 线检查具有普及性、低辐射、高敏感等优点，是首选的影像学检查方法。

2. CT 检查

CT 可发现在一般胸部平片上所不能发现的密度浅淡阴影，或处于较为隐蔽部位的肿瘤。对于确诊困难的病例，有一定帮助。

3. MRI 检查

在肺癌的诊断和分期方面有一定价值，其优点在于：不需显影剂就可以区分血管和实性结构；可以在矢状和冠状平面显示纵隔的解剖。MRI 存在检查时间长、影像受呼吸运动影响、清晰度较差等缺点。与 CT 比较，在诊断原发性肺癌或肺结节方面并无明显差异，但发现纵隔和胸壁浸润方面稍强于 CT，对于肺上沟瘤的评估最有价值。在检查肺门和纵隔淋巴结方面，MRI 与 CT 相似，可清晰显示肿大的淋巴结，但特异性较差。

4. 细胞学检查

将痰、胸水及纤维支气管镜（纤支镜）检查刷检物等送检，做瘤细胞学检查。反复进行可提高阳性率。

5. 纤支镜检查

纤支镜检查可直接观察癌肿及可疑组织，并进行刷检或肺活检。

6. 肺活检

如淋巴结活检及穿刺，经胸肺穿刺，经纤支镜及剖胸肺活检等。通过活检可做病理学检查，以确定肺癌及病理类型。

7. 放射性核素肺扫描

常用^{131}碘、^{99}锝等做肺灌注扫描，国内也已采用^{67}镓、^{169}镱、^{75}硒做核素亲瘤扫描。前者对中心型肺癌较好，后者对周围型肺癌有较高的诊断价值。

8. 胸膜腔镜检查

主要用于确定胸膜腔积液或胸膜肿块的性质。

9. 肿瘤标记物检查

肺癌的标记物很多，其中包括蛋白质、内分泌物质、肽类和各种抗原物质如癌胚抗原（CEA）及可溶性膜抗原如 CA－50、CA－125、CA－199，某些酶如神经特异性烯醇酶（NSE）等虽然对肺癌的诊断有一定帮助，但缺乏特异性。对某些肺癌的病情监测有一定参考价值。

（三）其他评估

1. 健康史

通过健康史了解患者的发病情况。

1）一般资料：年龄、基础生命体征，有无吸烟史，吸烟的时间和数量等。

2）家族史：家族中有无肺部疾病、肺癌或其他肿瘤患者。

3）既往史：有无其他部位的肿瘤史或手术治疗史，有无其他伴随疾病，如糖尿病、冠心病、高血压、慢性支气管炎等。

2. 身体状况

有无贫血、低蛋白血症，有无体重减轻、全身乏力。

3. 心理和社会支持状况

1）患者对疾病的认知程度，对手术有何顾虑，有何思想负担。

2）亲属对患者的关心程度、支持力度，家庭对手术的经济承受能力。

五、治疗

肺癌的治疗方法主要有外科手术治疗、放疗、化疗、中医中药治疗以及免疫治疗等。

（一）手术治疗

手术治疗为治疗肺癌的首选方法。凡确诊或拟诊肺癌的患者，应及时争取手术。鳞癌切除机会多，5 年生存率高，腺癌次之，小细胞未分化癌因恶性程度高，一般不采取手术治疗。直径 <2 cm 的周围型肺癌或局限在大支气管壁，无局部淋巴结转移和远处播散的中央型肺癌，术后 5 年生存率高达 50%。肺叶切除加局部受累淋巴结清除，辅以术后放疗或化疗较为理想。凡

有严重的心、肺、肝、肾病或功能不全；肿瘤已有远处转移；气管隆突固定、增宽；膈肌或声带麻痹；癌性胸膜腔积液等均已失去手术机会。

（二）放疗

放疗适用于手术切除性处于可能和不可能之间的病例，如为局限性病变或发生较大支气管受压征象，亦应进行放疗，放疗可以缩小肿块，从而缓解肺不张或阻塞性肺炎数周至数月，推迟临床症状的进展，提高生活质量。

（三）化疗

二十多年来，肿瘤化疗发展迅速，应用广泛，对小细胞肺癌，无论早期或晚期，疗效较肯定，甚至有少数根治的报道。化疗对非小细胞肺癌也有一定疗效。近年来，化疗在肺癌中的作用已不再限于不能手术的晚期肺癌，而常作为全身治疗列入肺癌的综合治疗方法。常用于治疗肺癌的化学药物有：CTX、5－FU、MMC、ADM、VCR，去甲长春碱（NVB）、依托泊苷（VP－16）、DDP、卡铂（CBP）、紫杉醇（TXL）、吉西他滨（GEM）等。应根据肺癌的类型和患者的全身情况合理选用药物，并根据单纯化疗还是辅助化疗选择给药方法、决定疗程的长短以及哪几种药物联合应用等，以提高化疗的疗效。

目前临床应用的化疗药物均属细胞毒性药物，在作用于癌细胞同时，也可不同程度地损伤正常细胞，从而出现各种毒副反应。常见的不良反应是骨髓造血功能抑制、严重胃肠道反应、脱发以及局部刺激等。

（四）支气管动脉内药物灌注治疗

应用时先行气管动脉造影确定病变供血动脉，再将抗癌药物注入该动脉，2~3周灌注一次，可治疗2~3次，近期疗效好。

（五）免疫治疗

为增强机体免疫功能及对化疗的耐受性，提高治疗效果，目前临床多应用非特异性免疫治疗，常用者有卡介苗、卡介苗的甲醇提出残余物（NER）和细胞壁骨架（CWS-1）、短小棒状杆菌、左旋咪唑、转移因子、IFN诱导剂。特异性免疫疗法和肺癌单克隆抗体疗法也应给予重视。

（六）对症及支持治疗

应注意患者的一般情况，对伴咳嗽、咳痰、咯血、胸痛及感染发热等症状者给予适当处理。加强营养支持治疗，预防感染。

六、护理问题

（一）术前

1. 焦虑、恐惧
与害怕手术、担忧疾病预后有关。
2. 气体交换受损
与肿瘤堵塞大支气管，肺气体交换面积减少有关。
3. 低效性呼吸形态
与肺组织受压、呼吸道梗阻等有关。
4. 营养失调——低于机体需要量
与肿瘤的慢性消耗有关。
5. 疼痛
与肿瘤侵犯周围组织有关。
6. 知识缺乏
缺乏疾病相关的治疗、护理、康复知识。

7. 体温过高

与癌肿本身或肿瘤阻塞支气管引起感染有关。

8. 便秘

与情绪、饮食、活动或环境改变等有关。

（二）术后

1. 焦虑、恐惧

与担心手术并发症及疾病愈后有关。

2. 气体交换受损

与手术切除肺组织有关。

3. 低效性呼吸形态

与术后疼痛有关。

4. 营养失调——低于机体需要量

与肿瘤慢性消耗有关。

5. 疼痛

与手术创伤有关。

6. 知识缺乏

缺乏相关的术后康复知识。

7. 活动无耐力

与手术肺叶切除、手术创伤有关。

8. 潜在并发症

出血、感染、肺不张、心律失常、支气管胸膜瘘、肺水肿。

七、护理

（一）一般护理

1. 戒烟

指导并劝告患者停止抽烟。因为吸烟会刺激肺、气管及支气管，使气管、支气管分泌物增加，妨碍纤毛的清洁功能，使支气管上皮活动减少或丧失活力而致肺部感染。

2. 保持呼吸道通畅

若有大量支气管分泌物，应先行体位引流。痰液黏稠不易咳出者，可行超声雾化，必要时经支气管镜吸出分泌物。同时注意观察痰液的量、颜色、黏稠度及气味；遵医嘱给予支气管扩张剂、祛痰剂等药物，以改善呼吸状况。

3. 机械通气治疗

对呼吸功能失常的患者，根据需要应用机械通气治疗。

4. 预防及治疗并发症

注意口腔卫生，若有龋齿或上呼吸道感染应先治疗，以免手术后并发肺部感染。遵医嘱给予抗菌药物。

5. 营养支持与水、电解质平衡

肺癌患者呈恶病质表现，应加强饮食护理，给予高蛋白、高热量、高维生素、易消化饮食，必要时可鼻饲或静脉输入脂肪乳剂、复方氨基酸等高营养液体。注意维持水、电解质平衡。

6. 减轻疼痛

与患者共同寻找减轻疼痛的方法，如保持安静、减少噪声、保持舒适的体位等，使患者充分休息；通过多种方法分散或转移患者注意力；晚期患者放宽镇痛剂的使用指征，必要时给予麻醉剂以解除痛苦。

(二) 心理与社会支持

根据患者年龄、职业、文化、性格等情况，给予不同的启发和支持，实施保护性措施，合理隐瞒。引导患者正确认识癌症，帮助其树立信心，与癌症进行斗争。建立良好的护患关系，加强患者之间的交流，调整患者情绪和行为，并让患者及家属了解深呼吸及松弛锻炼、音乐疗法等的具体实施方法。

（三）病情观察与护理

1）注意观察体温、脉搏、呼吸、血压的变化，注意咳嗽、咳痰、胸痛等情况，咳嗽是否有进行性加重和以高音调金属音为特征的阻塞性咳嗽。如痰液黄黏，量多，伴发热，表示继发感染，应按医嘱给予祛痰药和抗生素治疗。咯血时应注意量及颜色，并密切观察咯血先兆和窒息的发生。

2）进行放疗及化疗时，应对患者解释放疗和化疗的目的、方法及可能产生的毒副反应，如出现乏力、食欲减退、恶心、呕吐、白细胞减少等，应对症护理，以减轻患者痛苦。此外，应严密观察血象变化。

3）做好对患者的疼痛评估，耐心听取患者主诉，观察疼痛部位，持续时间和强度。

4）观察患者是否有厌食、黄疸、肝区疼痛，或头痛、恶心、呕吐、视力障碍、瞳孔改变、共济失调及肢体瘫痪等。若有上述情况可能为肝脏及中枢神经系统转移，应及时报告医生，根据医嘱进行处理。

5）在做纤维支气管镜窥视和活组织检查、胸膜腔穿刺放液和胸水离心沉淀脱落细胞检查时，护士应做好术前准备和术中配合。标本及时送检。痰液脱落细胞检查时，痰液标本必须新鲜并及时送检，否则细胞溶解，不易辨认，影响检出率。进行化疗时，应了解化学药物的用量、方法和药理作用，遵照医嘱准确给药。

6）行手术治疗的患者，应做好术前准备及术后护理。

7）肺癌晚期患者随着机体功能逐渐衰退，患者表现为衰弱、疼痛、畏食等，呈现恶病质状态。此期患者身心极为痛苦，更需要医护人员和亲人的体贴和关心。尽管不应使终末期患者知道其确切的病情发展，但患者亦会感到生命快要终结，因此更需要采取各种支持措施，以解除患者痛苦。

（四）治疗配合

1. 术前护理

1）确保患者及家属理解并积极配合术前各项检查

（1）倾听患者主诉，并给予针对性的安慰。

（2）每项检查前详细耐心说明检查的目的、大概过程及注意事项，使患者及家属做到心中有数，以取得患者的合作。

2）患者及家属能够接受术前健康指导

（1）劝告患者戒烟、戒酒。因长期吸烟患者易致支气管分泌物增多，痰量增加。

（2）指导患者每日刷牙2次，并用朵贝尔溶液漱口，预防手术患者呼吸道和胸膜腔感染。

（3）肺功能低下者，在寻找并治疗引起肺功能低下的基础疾病的前提下，指导患者进行术前呼吸训练，方法有膈肌呼吸锻炼，通过腹部加压锻炼腹式呼吸。

3）肺癌患者术前最好行放疗1个疗程，休息2~4周再行手术。

4）术前训练患者学会腹式呼吸，以便术后减轻伤口疼痛和加深呼吸运动。

5）术前应检查心、肺、肾等功能。对高血压或疑有冠心病者，术前应予药物治疗，控制症状。

2. 术后护理

1）按开胸手术一般护理常规护理。

2）应注意肺切除术后的并发症，如胸膜腔内出血、气胸、肺不张、感染等。术后保持引流通畅。应注意观察有无皮下气肿、气管向健侧移位等情况。如胸膜腔内有大量积液或积气，应通知医生行胸膜腔穿刺。

3）在禁食或进食不足期间应按医嘱静脉输液，以维持水、电解质平衡，补充营养。但应严格掌握液体量及滴入速度。全肺切除者，24 小时输液量不超过 1 500 ml，滴速以每分钟 20～30 滴为宜。应限制钠盐的用量。

4）术后应按医嘱使用足量抗菌药物以防治感染。

5）肺切除术后必须防治余肺肺不张。

6）疼痛的护理：肺脏手术切口较大，切断的肌肉多，胸膜腔引流管穿过肋间使肋间神经受压，故患者的疼痛感觉较明显。患者常因为疼痛不愿主动咳嗽、做深的呼吸运动或翻身坐起，使分泌物在气管、支气管内潴留，导致肺不张及肺炎。因此手术后应根据患者的主诉及表现，遵医嘱使用止痛剂。在给药后 20～30 分钟镇痛效果最佳，咳嗽排痰、深呼吸运动及进行治疗护理操作应安排在此阶段进行，使患者感觉舒适并取得良好配合。另外，患者咳嗽时，护士可用两手掌按压术侧胸壁，以减轻疼痛，提高咳痰效果。

7）胸膜腔闭式引流的护理

（1）胸膜腔闭式引流管接水封长玻璃管，没于水面下 2 cm，注意有无漏气。

（2）密切观察玻璃管水面波动情况，保持引流通畅。橡皮管用别针固定，留出翻身的长度。注意橡皮管勿过长、下垂、成角，以免影响液体的排出。

（3）常挤压引流管，以防堵塞。

（4）观察引流液量、性状，并认真记录。一般情况下由于手术创伤引起的渗血、渗液及术中冲洗胸膜腔残留的液体，手术后第一个 2 小时内引流液为 100～300 ml，24 小时内约 500 ml。

（5）若引流液量增多，由清亮渐转混浊，则提示有乳糜胸，应采取相应措施，明确诊断，及时处理。

（6）术后 2～3 日引流出的暗红色血性液逐渐变淡，量减少，24 小时量小于 100 ml 时可拔除引流管。

（7）肺切除术后所置胸膜腔引流管一般呈夹闭状态。

8）鼓励患者早期离床活动，其目的是预防肺不张，改善循环呼吸功能，增进食欲，振奋精神，预防下肢静脉血栓。术后第 1 日，生命体征平稳，患者可从床上坐起，进行有效咳嗽，第 2 日，可坐在床边，双腿下垂，或坐在椅中或床旁站立移步；第 3 日，可扶持患者围绕病床在室内行走 3~5 分钟。戴引流管的患者要妥善保护，并严密观察病情变化，出现心动过速、头晕、气短、心悸或出汗等症状，应立即停止活动。

9）术后功能锻炼。可预防肺不张、术侧胸壁肌肉粘连、肩关节强直及失用性萎缩。患者麻醉清醒后，即可在护士帮助下行臂部、躯干和四肢的轻度活动，每 4 小时一次；手术后第 1 日开始肩臂的主动运动，如术侧手臂上举，爬墙及肩关节向前、向后旋转活动，拉绳运动，使肩关节活动范围恢复至术前水平，并预防肩下垂。运动量以不引起疲倦和疼痛为度，逐步适应肺切除后余肺的呼吸容量。

10）术后并发症预防与护理

（1）出血：可能因手术时胸膜粘连紧密、止血不彻底或血管结扎线脱落、胸膜腔内大量毛细血管充血以及胸膜腔内负压等因素而导致胸膜腔内出血。应严密观察生命体征，定时检查伤口敷料以及引流管旁的渗血或出血情况，严密观察胸膜腔引流液的色、质、量并记录。若术后 3 小时内胸膜腔引流液量超过 100 ml/h，且呈色鲜红，伴有血凝块，有失血性休克征象，疑为活动性出血，应及时报告医生，在中心静脉压监测下加快输液、输血速度，遵医嘱给予止血药，同时保持胸膜腔引流管通畅，定时挤压胸膜腔引流管。必要时考虑剖胸止血。

（2）肺不张：采用保留肋骨的剖胸术，尤其是中段肋骨剖胸方法，术后 6 小时患者即能恢复有效的咳嗽，也使得肺不张发生率大大下降。肺不张可能与手术采用全麻方式导致患者膈肌受抑制，术后软弱无力或胸部包扎过紧等使呼吸运动受限，使患者咳嗽无力有关。术后患者不能有效排痰，易导致分泌物潴留堵塞支气管，引起肺不张。术后肺不张主要应注重预防，如采用双腔气管插管防止术中呼吸道分泌物流入对侧呼吸道，手术结束时拔除气管插管前充分吸痰，术后必要时协助医生行纤维支气管镜下吸痰，病情严重者可行气管切开，以保证呼吸道通畅。

（3）支气管胸膜瘘

①观察患者的生命体征，注意体温、脉搏、呼吸有无异常。

②观察咳嗽情况及痰的颜色、性质、量有无异常。肺切除后正常情况下在体位改变时无刺激性咳嗽，协助患者咳嗽排痰时痰量少，为黄白色或偶尔带陈旧性血丝痰。如患者随体位改变有刺激性咳嗽，痰液为铁锈色或褐色，量多，应严密观察。

③注意观察胸膜腔闭式引流管有无气体溢出及溢出气体的量，同时观察引流液的性质、量。

④如出现异常情况，应及时通知医生，并协助医生及时行胸膜腔闭式引流术，保持引流通畅，排出积液，控制感染。小的瘘口可愈合，但引流管要保持较长时间。

⑤加强营养，改善全身状况，多次小量输血或给予白蛋白、氨基酸等。

（4）心律失常：缺氧、出血、水及电解质失衡、酸碱失衡等，是患者术后心律失常的常见原因。患者术前有心血管疾病、糖尿病等，术后更易发生心律失常。术后应持续心电监护，及时发现各种心律失常，报告医生并配合处理。使用抗心律失常药物时，需严密观察心率、心律、血压、意识变化，严格掌握药物剂量、浓度、速度，详细记录给药总量、给药途径，观察药物的疗效及副作用。

（5）肺水肿：患者原有心脏疾患或由于患侧肺叶切除，余肺膨胀不全，使肺泡毛细血管床容积明显减少，是引起术后急性肺水肿的潜在因素，尤以全肺切除患者更为明显。若输液量过多、速度过快，可引起肺水肿。肺水肿表现为呼吸困难、发绀、心动过速、咳粉红色泡沫痰，双肺湿啰音。需立即采取减慢输液速度、控制液体入量、吸氧等措施。氧气以50%的酒精湿化，注意保持呼吸道通畅。遵医嘱给予心电监护，强心、利尿、镇静及激素治疗。

（6）肺栓塞：胸外科手术患者卧床时间较长，容易发生静脉血栓，是发生肺栓塞的潜在高危因素。最常见的症状是突然发生胸闷、呼吸困难、胸痛及咯血。护理要点：对术后活动少或不愿下床的患者，在转运、搬动患者时要注意观察患者有无面色苍白、呼吸困难、胸闷、胸痛、出汗等症状，及时发现，避免严重后果。

（五）康复期的护理

肺癌患者康复通常需3～5年，患者身体康复的大部分时间是在家庭进行，家庭成了患者休养、康复的病房，家属成为护理人员。因此，对患者及家属均要进行必要的康复期护理知识的教育。

1）家属应保持情绪稳定，为患者创立一个和睦、温馨的家庭环境，使患者有一个轻松愉快的心情。

2）患者应调整生活规律和生活习惯，每天起床、就寝，户外活动，身体锻炼和娱乐活动都要做到规律化，形成一种有弛有张的生活节奏。

3）注意营养，这是患者体力和抗癌能力的基础。

4）家属应督促患者按时打针服药，观察药物毒副反应，定期到医院复诊。

5）指导患者进行免疫治疗及中医中药配合治疗。

（六）健康指导

1）指导患者及家属正确对待疾病，出院后劳逸结合，避免有害因素的刺激。

2）保持口腔卫生，养成良好的刷牙及饭后漱口习惯。

3）出院后继续呼吸训练，预防感冒，如有相关症状及时就诊。

4）注意伤侧肩部关节的锻炼，防止肩关节的僵硬。

5）注意营养和适量运动，提高机体抵抗力。

6）定期门诊随访。

第三章　腹部肿瘤

第一节 胃 癌

胃部肿瘤，不论良性或恶性，大多源于上皮。在恶性肿瘤中，95%的胃部肿瘤是腺癌，即通常所称的胃癌。胃癌是我国最常见的恶性肿瘤之一，居消化道肿瘤死亡原因的首位。男女发病之比为2:1。任何年龄均可发生，多发生于中年以后，以40~60岁最多，30岁以前较为少见。早期多无明显症状，病情进展期可出现酷似胃炎或胃溃疡的症状，常见症状为进行性胃痛、消瘦、便血等。

一、病因和发病机制

胃癌的病因尚不完全清楚，它的世界性地理分布有明显的差异。在同一国家的不同地区和不同人群之间，胃癌的分布也有很大不同。普遍认为和以下因素有关。

（一）饮食因素

世界范围的流行病学资料认为，在环境因素中，饮食因素是胃癌发生的最主要原因。通过大量的人群回顾性调查并对许多因素进行分析研究之后，发现胃癌与多吃腌酸菜、咸鱼、咸肉及烟熏食物有密切关系。相反，牛乳、新鲜蔬菜、水果、维生素C以及冷藏食物却能降低发生胃癌的危险性。过多摄入食盐也可能与胃癌发病有关，流行区调查示患者每日摄入量大多超过10 g。引起胃癌的致癌物质可能是亚硝胺，动物实验已证明该物质可致胃癌。亚硝胺是由硝酸盐还原为亚硝酸盐再与胺结合而成。硝酸盐与亚硝酸盐广泛存在于食物中，特别是咸菜、咸鱼、咸肉等。

有患者的胃液中也被发现有高浓度亚硝酸盐的存在。减少食盐摄入常伴有硝酸盐及亚硝酸盐摄入的减少。低温可抑制硝酸盐转变为亚硝酸盐。近年来美国、日本等国胃癌发病率的下降，冰箱的广泛应用可能是一个因素。维生素 C 能抑制亚硝酸盐与胺结合，故经常服用维生素 C 可减少胃癌发生的危险性。

（二）遗传因素

通过流行病学调查发现，A 型血的人胃癌的发病率较高。胃癌患者的亲属中，胃癌的发病率比对照组高 4 倍。美国黑人比白人胃癌的发病率高。因此推测胃癌的发生可能与遗传有关。

（三）免疫因素

近年来发现，免疫功能低下的人胃癌发病率较高。从而表明机体的免疫功能障碍，对癌肿的免疫监督作用降低，是发生胃癌的因素之一。

（四）环境因素

高纬度地区胃癌发病率高。我国及世界各地都有胃癌高发地区，这可能与地区的水质、土壤、微量元素如镍、硒和钴的含量有关。

（五）与胃部其他疾病有关

萎缩性胃炎及肠上皮化生被认为可能是最主要的癌前病变，腺瘤样息肉虽并不被认为是主要的癌前疾病，但患此症者胃癌发病率较高。良性胃溃疡与胃癌的关系，是一个有争议的问题，虽然可观察到良性溃疡的边缘有癌发生，但也有不少人认为两者之间无病因上的联系。也有报道胃溃疡的癌变率为 1%～5%。

（六）精神因素

长期处于忧虑、焦急、紧张等心理状态的人易患癌。

二、病理

（一）胃癌的部位

胃癌可发生在胃的任何部位，好发部位依次为幽门（48.8%）、贲门（20.6%）、体部（14%）、广泛性（7.8%）等。

（二）大体分型

胃癌的分型方法较多，按病期分为两期。

1. 早期胃癌

早期胃癌又称为黏膜内癌或表浅扩散性癌，指癌浸润局限于黏膜或黏膜下层。通常分为三型：①隆起型；②浅表型；③凹陷型。

2. 进展期胃癌

又分为中期和晚期胃癌，指癌肿已侵入肌层及浆膜者，分三型：①肿块型；②溃疡型；③浸润型。

（三）组织学分型

1. 腺癌

腺癌最多见，由胃腺细胞转化而来。癌细胞呈立方形或柱形，排列成腺管，称管状腺癌；排列成乳头状者，称乳头状腺癌。此型分化较好，预后也较好。

2. 黏液癌

本型恶性程度高，预后较差。由黏液细胞转化而来，癌细胞呈圆形,含大量黏液;有时癌细胞含黏液过多,把胞核压扁,挤在一旁呈印戒状,称印戒细胞癌。

3. 低分化癌

此型较少见,分化程度差、发展快、转移早、预后差。癌细胞形状不一,胞质少,核大而形态多样色深,少有腺管。

4. 未分化癌

细胞体积小,呈圆形,胞质少,核深染,细胞呈弥漫分布。

(四) 转移途径

1. 淋巴转移

淋巴转移是主要转移途径,最常见,且发生较早。最初多局限于邻近癌肿的胃壁旁浅组淋巴结,如胃大小弯、幽门上下、贲门旁等淋巴结。进一步则向深组淋巴结转移,甚至通过胸导管转移至左锁骨上窝淋巴结,并由此进入血循环。

2. 直接蔓延

浸润到胃壁浆膜后的癌组织,可直接与周围组织粘连并转移,如直接转移至肝脏、胰腺、结肠、网膜、腹膜等。脱落的癌细胞可种植于直肠膀胱陷凹或直肠子宫陷凹。

3. 血行转移

晚期胃癌可经门静脉转移至肝脏,并经肝静脉转移至肺、脑、骨骼及其他脏器。

4. 腹腔内癌移植

癌细胞脱落入腹腔,可种植于某些器官,常见部位为直肠膀胱陷凹或直肠子宫陷凹,也可在壁腹膜上形成许多种植性结节,并产生大量腹水,多呈血性。

三、分期

国际抗癌联盟(UICC)和美国癌症联合会(AJCC)共同公

布的胃癌 TNM 分期法，分期的病理依据主要是肿瘤浸润深度、淋巴结以及远处转移情况。目前最具指导意义的是 AJCC 的胃癌 TNM 分期和日本胃癌学会（JGCA）分期。在此将 AJCC 最新的 2010 年第 7 版 TNM 分期介绍如下。

（一）TNM 分期

T：原发肿瘤（T）

T_x：原发肿瘤无法评估。

T_0：无原发肿瘤的证据。

T_{is}：原位癌：上皮内肿瘤，未侵及固有层。

T_1：肿瘤侵犯固有层、黏膜肌层或黏膜下层。

　　T_{1a}：肿瘤侵犯固有层或黏膜肌层。

　　T_{1b}：肿瘤侵犯黏膜下层。

T_2：肿瘤侵犯固有肌层。

T_3：肿瘤穿透浆膜下结缔组织，而尚未侵犯脏腹膜或邻近结构。

T_4：肿瘤侵犯浆膜（脏腹膜）或邻近结构。

　　T_{4a}：肿瘤侵犯浆膜（脏腹膜）。

　　T_{4b}：肿瘤侵犯邻近结构。

N：区域淋巴结

N_x：区域淋巴结无法评估。

N_0：区域淋巴结无转移。

N_1：1～2 个区域淋巴结有转移。

N_2：3～6 个区域淋巴结有转移。

N_3：7 个或 7 个以上区域淋巴结有转移。

　　N_{3a}：7～15 个区域淋巴结有转移。

　　N_{3b}：16 个或以上区域淋巴结有转移。

M：远处转移

M_0：无远处转移。

M_1：有远处转移。

G：组织学分级

G_x：分级无法评估。

G_1：高分化。

G_2：中分化。

G_3：低分化。

G_4：未分化。

（二）临床分期

0 期：$T_{is}N_0M_0$。

I_A 期：$T_{II}N_0M_0$。

I_B 期：$T_2N_0M_0$，$T_1N_1M_0$。

II_A 期：$T_3N_0M_0$，$T_2N_1M_0$，$T_1N_2M_0$。

II_B 期：$T_{4a}N_0M_0$，$T_3N_1M_0$，$T_2N_2M_0$，$T_1N_3M_0$。

III_A 期：$T_{4a}N_1M_0$，$T_3N_2M_0$，$T_2N_3M_0$。

III_B 期：$T_{4b}N_0M_0$，$T_{4b}N_1M_0$，$T_{4a}N_2M_0$，$T_3N_3M_0$。

III_C 期：$T_{4b}N_2M_0$，$T_{4b}N_3M_0$，$T_{4a}N_3M_0$。

IV期：任何 T，任何 N，M_1。

四、护理评估

（一）临床表现

1. 早期胃癌

早期胃癌约 1/3 患者无任何症状和体征，而有症状者也只是轻度的非特异性消化不良，如上腹部不适、饱胀、隐痛、食欲下降等。此期无特殊体征发现，因此，有上述表现者应及早进行胃镜检查，以免延误诊断时机。

2. 中、晚期胃癌

中、晚期胃癌其主要症状为上腹胀痛、消瘦、食欲减退及黑便等。

1）上腹痛：上腹痛是胃癌最常见的症状，也是最无特异性而易被忽视的症状。该症状出现较早，即使在表浅型胃癌的患者，除少数临床上无症状者外，大部分也均有上腹痛。初起时仅感上腹胀、沉重感，常被认为胃炎。胃窦部胃癌也常可引起十二指肠功能的改变，而出现节律性疼痛，类似溃疡病的症状，而予以相应的治疗，症状也可暂时缓解。直到病情进一步发展，疼痛发作频繁，症状持续，甚至出现黑便或发生呕吐时，才引起注意，此时往往已是疾病的中、晚期，治疗效果也就较差。所以必须重视上腹痛这一常见而又不特异的症状，及时做进一步检查。

2）食欲减退、消瘦、乏力：此症状有时可作为胃癌的首发症状，而在早期即出现。不少患者常因在饱餐后出现饱胀、嗳气而自动限制饮食，体重逐渐减轻。

3）恶心、呕吐：早期可能仅有食后饱胀及轻度恶心感，此病状常因肿瘤引起梗阻或胃功能紊乱所致。贲门部肿瘤开始时可出现进食不顺利感，以后随着病情进展而发生吞咽困难及食物反流。胃窦部癌引起幽门梗阻时可呕吐有腐败臭味的隔宿饮食。

4）出血和黑便：此症状也可在早期出现，早期表浅型胃癌有此症状者约为20%。凡无胃病史的老年人一旦出现黑便必须警惕有胃癌的可能。

体检：早期无阳性发现，晚期往往可触及上腹部肿块，多在上腹偏右近幽门处，大小不一，多呈结节状，质坚硬，有压痛，可移动。胃癌转移至肝时则有肝大，可触到坚硬结节伴黄疸。腹膜转移时可发生腹水，多呈血性，少数可找到癌细胞。淋巴转移可引起左锁骨上淋巴结肿大、质硬，肛门指检在直肠周围可触到结节状肠壁，提示癌已有远处转移。

（二）实验室及其他检查

1. 胃液分析

胃液外观可见混有血液或呈咖啡色样沉渣。胃酸降低或缺乏，乳酸浓度大多增高。

2. 粪便隐血试验

多持续性阳性，经内科治疗很少转阴。

3. 癌胚抗原检测

大量资料表明，癌胚抗原水平升高与胃肠道癌发生密切相关。在胃癌施行各种治疗后，疗效好、无复发者血清癌胚抗原值下降，反之则保持较高水平。

4. X线钡餐检查

X线钡餐检查是诊断胃癌的主要方法之一。但早期胃癌X线征常较难发现，仅表现有局部黏膜僵直、呈毛刷状等非特征改变。对中晚期胃癌X线钡餐检查阳性率在90%。其主要X线征有：胃壁强直、皱襞中断、蠕动消失、充盈缺损、胃腔缩小及不整齐的癌性溃疡性龛影等，浸润性胃癌如累及全胃则呈"革袋状胃"。

5. 内镜检查

纤维胃镜检查结合刷取的脱落细胞和钳取的活组织检查，是诊断胃癌的最可靠手段，三者联合起来确诊率在95%以上。早期胃癌可呈现为一小片变色黏膜，或颗粒状，或轻度隆起，或凹陷，或僵直等轻微变化，经脱落细胞和活体组织检查可获确诊。中晚期的病变大多可从肉眼观察做出拟诊，表现为凹凸不平、表面污秽的肿块，常有出血和糜烂；或为不规则的较大溃疡，其底部为秽苔所覆盖，可有出血，溃疡边缘隆起，常呈结节状，质硬，无聚合皱襞。

6. B 超检查

饮水或服中药制剂后 B 超检查，可观察胃肿块大小及部位，了解腹腔淋巴及脏器有无转移。

7. CT 及 MRI 检查

CT 及 MRI 检查可在术前评估癌肿浸润胃壁深度和范围，了解腹腔转移情况。

（三）其他评估

1）既往的生活习惯、不良嗜好、病史、家族史、个人史。

2）现在的营养状况、重要脏器的功能，判断对手术的耐受力。

3）心理状况和社会支持：患者对疾病的心理反应，亲人的关心程度及经济承受能力。

五、治疗

治疗原则：

1）手术是目前唯一有可能治愈胃癌的方法，应按照胃癌的严格分期及个体化原则制订治疗方案，争取及早手术治疗。

2）对中晚期胃癌，因有较高的复发及转移率，必须积极地辅以术前、后的化疗、放疗及免疫治疗等综合治疗以提高疗效；治疗方法应根据胃癌的分期、生物学特性以及患者的全身状况选择。

3）如分期较晚或主要脏器有严重并发症而不能做根治性切除，也应视具体情况争取做原发灶的姑息性切除，以利进行综合治疗。

4）对无法切除的晚期胃癌，应积极采用综合治疗，多能取得改善症状、延长生命的效果。

（一）手术治疗

包括胃切除和胃周淋巴结的清除。

1. 胃周淋巴结清除

胃周淋巴结清除范围以 D 表示，如胃切除、第一站淋巴结（N_1）未完全清除者为 D_0 胃切除，N_1 已全部清除者称 D_1 胃切除术，N_2 完全清除者为 D_2，依次为 D_3。

2. 胃癌手术的根治程度

胃癌手术的根治程度分为 A、B、C 三级。

A 级手术必须符合以下 2 个条件：①D > N 即清除的淋巴结站别，需超越已有转移的淋巴结的站别；②胃切除标本的切缘 1 cm 内无癌细胞浸润，切缘 1 cm 内有癌细胞浸润，或淋巴结清扫范围等同于有转移的淋巴结站别，即 D = N，则为 B 级手术。仅切除原发病灶和部分转移病灶，尚有肿瘤残留者为 C 级手术。A、B 两级手术均为根治性切除手术，但其根治程度及疗效，B 级手术较 A 级手术差。C 级手术为非根治性切除手术。原发病灶未能切除，为减轻梗阻、出血、穿孔等并发症的症状而采用的胃空肠吻合等各种短路手术，以及穿孔缝合、空肠造瘘等，手术为姑息性手术。

3. 胃切除手术方式

1）胃部分切除术。常用于年高体弱患者或胃癌大出血、穿孔病情严重不能耐受根治性手术者，仅行胃癌原发病灶的局部姑息性切除。

2）胃近端大部切除、胃远端大部切除或全胃切除。前二者的胃切断线均要求距肿瘤肉眼边缘 5 cm，而且均应切除胃组织的 3/4 ~ 4/5。胃近端大部切除及全胃切除均应切除食管下端 3 ~ 4 cm。胃远端大部切除、全胃切除均应切除十二指肠第一段 3 ~ 4 cm。这三种胃切除均必须将小网膜、大网膜连同横结肠系膜前叶、胰腺被膜一并整块切除。

3）胃癌扩大根治术，是包括胰体、尾及脾在内的根治性胃大部切除或全胃切除术。

4）联合脏器切除，是指联合肝或横结肠等其他脏器的切除术。

5）近年出现的胃癌的微创手术是指胃镜下的胃黏膜切除和腹腔镜下的胃楔形切除、胃部分切除甚至是全胃切除术。

（二）化疗

由于胃癌早期诊断率低、手术切除率低，确诊时已有10%～20%的患者属于Ⅳ期病变，或仅能做非根治性手术，且根治术后亦有相当一部分患者出现复发或转移。所以进展期胃癌均需行化疗。单药有效率在20%以上的药物有5－FU、MMC、ADM、表柔比星（EADM）、DDP、伊立替康（CPT－11）等。

目前，采取选择性胃周动脉灌注化疗加结扎治疗晚期胃癌已收到一定效果。上海市长宁区中心医院还用中药喜树碱在术前肌内或静脉给药，总量120～140 mg，50%以上的患者腹部肿块缩小，手术切除率提高。

（三）免疫治疗

免疫治疗的适应证包括：

1）早期胃癌根治术后适合全身应用免疫刺激剂。

2）不能切除的或姑息切除的病例可在残留癌内直接注射免疫刺激剂。

3）晚期患者伴有腹水者适于腹腔内注射免疫增强药物。

常用药物：

1. IFN

其抗癌机理除增加免疫活性细胞活力外，还可活化蛋白激酶、磷酸二酯酶等而直接抑制肿瘤细胞。应用生物基因工程技术制成的高浓度的重组人干扰素（rhIFN）已用于临床。用法：300万~600万U肌内或静脉注射，每日或隔日1次；或1 000万~3 000万U每周1次。

2. IL-2

IL-2可增强杀伤细胞力，人脾细胞或外周血淋巴细胞经IL-2培养后可诱导出直接杀伤自身肿瘤细胞的杀伤细胞，称为淋巴因子活化性杀伤细胞（LAK）。据报道，单用IL-2治疗46例胃癌仅7例有效，有效率15%，经IL-2+LAK治疗157例晚期胃癌，完全缓解8例，部分缓解15例，轻度缓解10例，有效率增加至21%。

（四）放疗

胃癌对放射线一般不敏感，目前尚不易对胃癌进行单独的放疗。

（五）介入治疗

早期胃癌患者如有全身性疾病不宜做手术切除者可采用内镜治疗术，此外，通过内镜应用激光、微波及注射无水乙醇等亦可取得根治效果。进展期胃癌不能进行手术者亦可通过内镜局部注射免疫增强剂（如从链球菌中提取的OK-432）及抗癌药物。

（六）综合治疗

上述各种治疗方法综合应用可提高疗效。如化疗辅助手术，包括术中及术后局部动脉内注射；放疗辅助手术（术前、术中放疗）；化疗加放疗等。

对不能手术切除的晚期胃癌，经股动脉插管至肠系膜上动脉和腹腔动脉注入治疗药物，可达到缓解症状的目的。

在抗癌治疗中，必须十分注意对患者的支持治疗，如补充营养、纠正贫血、调整酸碱平衡、预防感染、镇痛、止血等。

六、护理问题

1）焦虑、恐惧、预感性悲哀。

2）疼痛。

3）营养失调，低于机体需要量。

4）部分或完全自理缺陷。

5）潜在并发症：出血、感染、下肢静脉血栓。

6）有皮肤完整性受损的危险。

7）体温过高。

8）活动无耐力。

9）有出血的危险。

10）有体液不足的危险。

七、护理

（一）一般护理和治疗配合

1）做好心理护理。消除患者顾虑、悲观的消极态度，使患者焦虑、恐惧感减轻，治疗信心增强，积极配合医疗护理计划的实施。

2）饮食要少量多餐，给予高蛋白、高热量、富含维生素的易消化饮食。营养状况较差的患者，应补充血浆或全血，以提高手术耐受力。

3）胃癌手术前其他常规护理，可参照胃十二指肠溃疡行胃大部切除术的手术前护理。

（二）手术后护理

1. 严密观察生命体征变化

严密观察生命体征变化尤其要注意脉搏及血压变化，以预防早期出血，血容量不足可引起脉速及血压下降。

2. 体位

全麻清醒后生命体征平稳应采用半卧位，以保持腹肌松弛，减轻疼痛，也利于呼吸、循环及腹腔引流。

3. 预防肺部并发症

鼓励深呼吸，协助正确排痰，定时翻身拍背和鼓励早期下床活动。

4. 保持腹腔引流通畅

腹腔引流管接无菌引流瓶，引流瓶应隔日更换一次，以防逆行感染。引流管不宜过长，应妥善固定，注意观察有无扭曲、受压、脱落等现象。观察引流液的颜色、性质及量，并认真记录。一般 24 小时引流液量在 200 ml 左右，为血浆样浅红色渗出液。如手术当日在短时间内有鲜红血样液体流出，量在 300～500 ml，且脉速、血压下降、面色苍白，应考虑有出血倾向，需及时报告医生。

5. 禁食，持续胃肠减压

保持胃管通畅，减少胃内容物对吻合口的刺激，减轻胃内张力，预防吻合口水肿及吻合口瘘。

1）每 2 小时用生理盐水冲洗胃管，每次不得超过 20 ml，并抽出相当数量的液体。

2）冲洗时避免压力过大、冲洗液过多，以免引起吻合口出血。

3）注意胃液颜色、性质、量，详细记录，如有鲜红色血性液体流出，及时报告医生。

4）胃管要固定好，注意有无脱落或侧孔吸住胃壁，及时纠正以免影响减压效果。嘱患者不要擅自拔除胃管，尤其是睡眠状态下、意识不清楚时。

5）禁食期间注意口腔护理。

6. 鼓励患者早期活动

除年老体弱或病情较重者，术后第 1 天坐起轻微活动，第 2 天协助患者下床，进行床边活动，第 3 天可在病室内活动。患者活动量应根据个体差异而定，早期活动可增强肠蠕动，预防术后肠粘连，减少并发症。

7. 术后并发症的护理

胃癌术后常见的并发症包括术后胃出血、胃吻合口破裂或瘘、术后梗阻、倾倒综合征与低血糖综合征。

1）术后胃出血：由于术中残余或缝合创面少量渗血，术后 24 小时内可从胃管内流出少量暗红色血液，一般 24 小时内可自行终止。如果从胃肠减压中吸出大量鲜红色血液，甚至呕血或黑便，出现脉快、血压下降等休克症状，应立即给予止血药物、输新鲜血等保守治疗手段，严密监测生命体征，必要时行再次手术。

2）胃吻合口破裂或瘘：较少见，多发生在术后 5～7 日。发生较早的吻合口破裂有明显的腹膜炎征象，一旦确诊，应立即手术修补；如发生较晚多易形成局部脓肿或外瘘，应给予引流、胃肠减压和积极支持疗法；若经久不愈，需行再次手术。

3）术后梗阻：分为输入段梗阻、吻合口梗阻和输出段梗阻三类。共同症状是大量呕吐。

（1）输入段梗阻

①急性完全性输入段梗阻：容易发展至绞窄、肠段坏死和穿孔，病情极为严重。典型症状是：上腹部突发性剧烈疼痛，频繁呕吐，不含胆汁，量也少。上腹偏右有压痛，甚至扪及包块，血

清淀粉酶升高，有时出现黄疸，可有休克症状。应紧急手术治疗。

②慢性不完全性输入段梗阻：表现为食后 15～30 分钟，上腹突感胀痛或绞窄，一阵恶心后，喷射状呕吐大量胆汁，而不含食物，呕吐后症状消失。

具备上述典型症状者，亦称"输入段综合征"。不全梗阻者，如在数周或数月内不能缓解，亦需手术治疗。

（2）吻合口梗阻：分为机械性梗阻和胃排空障碍两种。

①机械性梗阻：表现为食后上腹饱胀、呕吐，呕吐物为食物，不含胆汁，X 线吞钡检查可见钡剂完全停留在胃内，须再次手术解除梗阻。

②胃吻合口排空障碍：多因自主神经功能紊乱而使残胃处于无张力状态。临床较多见，在术后 7～10 天，已服流质情况良好的患者，在改进半流食或不消化食物后突然发生呕吐，经禁食后，轻者 3～4 天自愈，严重者呕吐频繁，可持续 20～30 天，处理包括禁食、胃肠减压、输液、输血和应用激素治疗，可肌内注射新斯的明，每次 0.5～1.0 mg，每日 1～2 次，有助于胃蠕动恢复。5% 高渗盐水洗胃，有助于吻合口水肿的消退。

（3）输出段梗阻：表现为上腹饱胀，呕吐食物和胆汁。X线钡餐检查可确认梗阻部位。如不能自行缓解，应立即手术加以解除。

4）倾倒综合征与低血糖综合征

（1）倾倒综合征：表现为进流质饮食后 10～20 分钟，出现剑突下不适、心悸、乏力、出汗、头晕、恶心、呕吐甚至虚脱，常伴有肠鸣及腹泻，餐后平卧十几分钟，症状多可缓解。倾倒综合征产生原因一般认为是由于胃大部切除后丧失了幽门括约肌，大量食物过快地排入上段空肠，又未经胃肠液混合稀释而呈高渗性，将大量的细胞外液吸入肠腔，以致循环血容量骤然减少。也和肠腔突然膨胀，释放5－HT，肠蠕动剧增，刺激腹腔神经丛有关。因此应告诫患者术后早期应少量多餐，避免进甜的过热流食，进餐后平卧10~20分钟。多数患者半年到1年能逐渐自愈。

（2）低血糖综合征：多发生在进食后2~4小时，表现为心慌、无力、眩晕、出汗、手颤、嗜睡，也可导致虚脱。原因为食物过快进入空肠，葡萄糖过快地吸收，血糖呈一时性增高，刺激胰腺分泌过多的胰岛素，而发生反应性低血糖所致。出现症状时稍进饮食，尤其是糖类即可缓解。少食多餐可防止其发生。

（三）健康指导

1）定期门诊复查、坚持综合治疗。

2）出现不适立即就诊。

3）胃癌治疗效果很不理想，因而早期发现、早期诊断是提高胃癌治愈率的关键。应通过健康教育提高大众的自我保健意识。重视可疑患者，对下列情况应深入检查并定期复查：

（1）原因不明的上腹不适、隐痛、食欲缺乏及消瘦，特别是中年和老年人。

（2）原因不明呕血、黑便或大便潜血阳性者。

（3）原有长期胃病史，近期症状加重者。

（4）中年以上既往无胃病史，短期出现胃部症状者。

（5）已确诊为胃溃疡、胃息肉或萎缩性胃炎者。

（6）多年前因胃良性疾病做胃大部切除手术，近年又出现消化道症状者。

第二节 原发性肝癌

肝癌，包括原发性肝癌和继发性肝癌（亦称转移性肝癌）。通常所称的肝癌即指原发性肝癌，本节亦然。原发性肝癌是指肝细胞或肝内胆管细胞发生的癌，为我国常见恶性肿瘤之一，在东南沿海各省发病率尤高。由于起病隐匿，确诊时已属中晚期，治疗效果较差，预后恶劣，是一个严重危害我国人民健康的疾病。

在恶性肿瘤的死亡率排列顺序中，就全世界而言，肝癌在男性中占第 7 位，在女性中占第 9 位。每年因肝癌死亡的人数约25 万。在我国城市和农村居民的情况略有不同，城市肝癌的死亡率次于肺癌和胃癌居第 3 位，在农村则次于胃癌而居第 2 位。全国因患肝癌死亡的人数约 11 万，占全世界肝癌死亡人数的 44%。

一、病因和发病机制

原发性肝癌的病因和发病机制尚未完全肯定，可能与多种因素的综合作用有关。

（一）病毒性肝炎

原发性肝癌与病毒性肝炎的关系已被公认，在病毒性肝炎中则以乙型和丙型肝炎与肝癌的关系最为密切。

原发性肝癌患者中约 1/3 有慢性肝炎史，流行病学调查发现肝癌高发区人群的 HBsAg 阳性率高于低发区，而肝癌患者血清HBsAg 及其他乙型肝炎标志物的阳性率可达 90%，显著高于健康人群，提示乙型肝炎病毒与肝癌高发有关。免疫组化方法显示

HBV - DNA可整合到宿主肝细胞的 DNA 中，HBV 的 X 基因可改变肝细胞的基因表达。

丙型肝炎病毒感染在欧美和日本与肝癌关系密切。Rrig 等报道在 70 例肝癌病例中有乙肝病毒感染证据者 38 例，占 54%，而抗 HCV 阳性者 44 例，占 63%。在非洲的一个报道指出卢旺达的 26 例肝癌中抗 HCV 阳性者占 38%。在我国重庆的研究报道则称 1/3 的肝癌与丙型肝炎病毒感染有关。在上海地区，余竹元等报道 416 例肝癌中抗 HCV 阳性者占 11.1%。其中包括 24 例为与乙型肝炎的混合感染。这些资料说明丙型肝炎病毒感染与肝癌有一定的关系。即使在我国肝癌的发生主要与乙型肝炎病毒感染有关，但丙型肝炎病毒感染亦是一个不容忽视的因素。

丁型肝炎继发于乙型肝炎。有报道指出，并发丁型肝炎感染的乙型肝炎患者发生肝癌的概率更高。

（二）肝硬化

原发性肝癌并发肝硬化者占 50% ~ 90%，病理检查发现肝癌合并肝硬化多为乙型病毒性肝炎后的大结节性肝硬化。近年发现丙型病毒性肝炎发展成肝硬化的比例并不低于乙型病毒性肝炎。肝细胞恶变可能在肝细胞再生过程中发生，即经肝细胞损害引起再生或不典型再生。在欧美国家，肝硬化常发生在酒精性肝硬化的基础上。一般认为血吸虫病性肝纤维化、胆汁性和淤血性肝硬化与原发性肝癌的发生无关。

（三）黄曲霉毒素

被黄曲霉菌污染产生的霉玉米和霉花生能致肝癌，这是因为黄曲霉素的代谢产物黄曲霉毒素 B_1（AFB_1）有强烈的致癌作用。流行病学调查发现在粮油、食品受 AFB_1 污染严重的地区，肝癌发病率也较高，AFB_1 可能是某些地区肝癌高发的因素，

AFB_1 与 HBV 感染有协同作用。

（四）饮用水污染

肝癌高发地区启东，饮池塘水的居民与饮井水的居民肝癌死亡率有明显差别，饮地面水的发病率高。因池塘中生长的蓝绿藻产生的微囊藻毒素可污染水源，与肝癌有关。

（五）其他

一些化学物质如亚硝胺类、偶氮芥类、有机氯农药等均是可疑的致癌物质。肝小胆管中的华支睾吸虫感染可刺激胆管上皮增生，为致原发性胆管细胞癌的因素之一。嗜酒、硒缺乏和遗传易感性也是重要的危险因素。

二、病理

（一）大体病理分类

肝癌的大体病理分类多年来沿用 Eggel 的分类方法，即分为巨块型、结节型及弥散型三型。

1. 巨块型

巨大的肿瘤占据肝脏的大部分，边缘多不规则，常向四周浸润。据上海医科大学病理教研室分析，此型在肝癌病例中占23%。癌块直径在 5 cm 以上，大于 10 cm 者称巨块，可呈单个、多个或融合成块，多为圆形、质硬，呈膨胀性生长。肿块边缘可有小的卫星灶。巨块型肝癌如尚未发生肝内转移，肝功能代偿良好，有时尚有手术切除之可能。此外，巨块型肝癌发生癌结节破裂的机会较多，癌结节破裂是肝癌的一个重要的并发症，亦是肝癌患者死亡的一个重要原因。

2. 结节型

肿瘤呈结节状，与四周分界清楚。此型最为常见，约占全部肝癌病例的64%。若为单个结节，或较局限的少数结节尚有手术切除的可能性。有的病理学家认为结节型只是一种过渡的类型。因为单个结节长大可成为巨块型，多个结节融合亦可成为巨块型肝癌。

3. 弥散型

许多小的癌结节弥散地分布在肝脏的各叶、癌结节周围多被结缔组织包围。此型约占肝癌的12.4%，且几乎皆伴有肝硬化。弥散型肝癌诊断不易，因其癌块较小，且多伴肝硬化，故肝脏之体积非但不见肿大，有时尚可缩小。由于癌块较小，各种影像检查有时易疏漏，即使做肝穿刺检查亦可能不能准确获得病理组织。在治疗方面，此型病例无手术切除的可能性，除非做肝移植。此外，亦不适合做酒精注射等局部治疗。所幸，此种病例为数较少。

Eggel分类方法有许多不足，我国病理学家在此基础上作了补充，即癌块直径在5~10 cm者称为块状型，超过10 cm者称为巨块型。块状型又再分为单块状形、融合块状型及多块状型三型。结节型之结节规定不超过5 cm，并再分为单结节型、融合型及多结节型三型。除弥散型外又增加了一个小癌型，规定单个癌结节直径在3 cm以下或相邻的两个癌结节直径之和在3 cm以下者为小癌型。

（二）组织学形态分类

传统的组织学分类方法将肝癌分为肝细胞型、胆管细胞型及混合细胞型三型。

1. 肝细胞型

癌细胞呈多角形、核大、核仁明显、胞质丰富，癌巢之间血窦丰富，癌细胞有向血窦内生长的趋势。此型占肝癌的85.5%，由于占肝癌的绝大多数，在许多文献中论及原发性肝癌时即指此种类型。此型多伴有肝硬化。

2. 胆管细胞型

癌细胞呈立方或柱状，呈腺体状排列。占肝癌的6.9%，在女性中稍多见，并发肝硬化的较少，甲胎蛋白（AFP）实验阴性。

3. 混合细胞型

约占7.4%，其细胞形态介于上述两者之间或部分为肝细胞型，部分为胆管细胞型。近年许多病理学家认为此种类型实际上是肝细胞型肝癌的一种特殊的形态结构。

此外，还有两种特殊类型的肝癌，在临床表现上亦有其特点。一种是肝母细胞瘤，此种类型肝癌多见于儿童，几乎皆不伴有肝硬化，手术切除后预后良好。另一种是近年注意到的纤维板层型肝癌，此种肝癌的癌组织中有许多板层状纤维基质穿行其间，其瘤细胞质中亦多强嗜酸性颗粒。此种肝癌 AFP 多为阴性，但血清不饱和维生素 B_{12} 结合力及血浆神经紧张素却常升高。

三、分期原则

为了选择治疗方案，评价治疗效果和估计患者的预后，对于肿瘤常常需要制定一个统一的分期标准以利执行。但是肝癌不同于其他肿瘤之处在于肝癌几乎都是在肝硬化基础上发生，肝癌的临床表现、治疗方案的选择及预后等无不与肝硬化密切相关，比如很早期的肝癌但并发着严重的肝硬化，则根治手术既难施行，预后亦因肝硬化而甚差。所以至今对于肝癌尚无一个十分满意的分期方法。兹将我国通用的分期方法介绍如下。

肝癌的临床分期（2001 年全国肝癌会议制订）：

I_a期：单个肿瘤最大直径≤3 cm，无癌栓、腹腔淋巴结及远处转移；肝功能分级 Child A。

Ⅰ$_b$ 期：单个或两个肿瘤最大直径之和 ≤5 cm，在半肝，无癌栓、腹腔淋巴结及远处转移；肝功能分级 Child A。

Ⅱ$_a$ 期：单个或两个肿瘤最大直径之和 ≤10 cm，在半肝或两个肿瘤最大直径之和 ≤5 cm，在左、右两半肝，无癌栓、腹腔淋巴结及远处转移；肝功能分级 Child A。

Ⅱ$_b$ 期：单个或多个肿瘤最大直径之和 >10 cm，在半肝或两个肿瘤最大直径之和 >5 cm，在左、右两半肝或多个肿瘤，无癌栓、腹腔淋巴结及远处转移，肝功能分级 Child A。肿瘤情况不论，有门静脉分支、肝静脉或胆管癌栓形成；肝功能分级 Child B。

Ⅲ$_a$ 期：肿瘤情况不论，有门静脉主干或下腔静脉癌栓、腹腔淋巴结或远处转移之一；肝功能分级 Child A 或 B。

Ⅲ$_b$ 期：肿瘤情况不论，癌栓、转移情况不论；肝功能分级 Child C。

四、转移途径

1. 血行转移

肝内血行转移发生最早，也最常见，很容易侵犯门静脉分支形成癌栓，脱落后在肝内引起多发转移灶，如门静脉的干支有癌栓阻塞，可引起门静脉高压和顽固性腹腔积液。在肝外转移中，转移至肺的几乎达半数，其次为肾上腺、骨、主动脉旁淋巴结。

2. 淋巴转移

转移至肝门淋巴结的最多，也可至胰、脾、主动脉旁淋巴结、锁骨上淋巴结。

3. 种植转移

少见，从肝脱落的癌细胞可种植在腹膜、膈、胸膜腔等处引起血性腹腔积液、胸膜腔积液。如种植在盆腔，可在卵巢形成较大的肿块。

五、护理评估

（一）临床表现

原发性肝癌起病隐匿，早期缺乏典型症状。经甲胎蛋白普查检出的早期病例可无任何症状和体征，称为亚临床肝癌。自行就诊患者多属于中晚期，常有肝区疼痛、食欲减退、乏力、消瘦和肝大等症状，其主要特征如下。

1. 肝区疼痛

半数以上患者有肝区疼痛，多呈持续性胀痛或钝痛。肝痛是由于肿瘤增长快速，肝包膜被牵拉所引起。如病变侵犯膈，疼痛可牵涉右肩，如肿瘤生长缓慢，则可完全无痛或仅有轻微钝痛。当肝表面的癌结节破裂，坏死的癌组织及血液流入腹腔时，可突然引起剧痛，从肝区开始迅速延及全腹，产生急腹症的表现。如出血量大，则引起晕厥和休克。

2. 肝大

肝呈进行性增大，质地坚硬，表面凹凸不平，有大小不等的结节或巨块，边缘钝而不整齐，常有不同程度的压痛。肝癌突出于右肋弓下或剑突下时，上腹可呈现局部隆起或饱满，如癌位于膈面，则主要表现为膈抬高而肝下缘可不大。位于肋弓下的癌结节易被触到，有时因患者自己发现而就诊。

3. 黄疸

黄疸一般在晚期出现，可因肝细胞损害而引起，或由于癌块压迫或侵犯肝门附近的胆管，或癌组织和血块脱落引起胆管梗阻所致。

4. 肝硬化征象

肝癌伴有肝硬化门静脉高压症者可有脾大、腹腔积液、静脉侧支循环形成等表现。

5. 恶性肿瘤的全身性表现

全身性表现有进行性消瘦、发热、食欲缺乏、乏力、营养不良和恶病质等，少数肝癌患者由于癌本身代谢异常，进而影响宿主机体而致内分泌或代谢异常，可有特殊的全身表现，称为伴癌综合征，以自发性低血糖症、红细胞增多症较常见，其他罕见的有高血钙、高血脂、类癌综合征等。对肝大且伴有这类表现的患者，应警惕肝癌的存在。

6. 转移灶症状

如发生肺、骨、胸膜腔等处转移，可有局部压痛或神经受压症状，颅内转移癌可有神经定位体征。

（二）实验室及其他检查

1. 甲胎蛋白测定

AFP 是一种在人胎儿血清中的胚胎专一性蛋白，在出生后即迅速消失。正常人血清中一般不存在这种蛋白，即使有也是极微量的，用放射免疫法测定正常人为 1 ~ 20 μg/L。迄今为止 AFP 已被公认为最特异的肝癌标记物，它是各种诊断方法中专一性仅次于病理检查的诊断方法，其在肝癌诊断、疗效判断、预后估计、复发预测等方面的价值较为肯定。全国肝癌防治研究协作会议拟定的 AFP 诊断肝癌的标准为对流电泳法阳性或放射免疫法测定等于或大于 400 μg/L，持续 4 周，并排除妊娠、活动性肝病及生殖腺胚胎源性肿瘤。如能排除活动性肝病等情况，按此标准做肝癌的定性诊断准确率极高，个别例外仅见于胃癌等消化道癌肝转移的病例。

影响血清 AFP 检测结果的因素有病理类型、分化程度、病期及癌组织变性坏死程度等。文献报道胆管细胞癌高度分化和低度分化的肝细胞癌或大部分细胞变性坏死及一些混合性肝癌，

AFP 检测可以是阴性。

2. AFP 异质体（FucAFP）

应用亲和层析法和电泳技术将血清 AFP 分成 ConA 结合型（AFP－R－L）和非结合型（AFP－N－L）。临床意义：①鉴别良恶性肝病。以非结合型 AFP 比例＜75% 为界诊断肝癌，其诊断率为 87%，假阳性仅 3%。②早期诊断。5 cm 以下小肝癌阳性率为 70%。

3. AFP mRNA

近年采用 RT－PCR 检测肝癌患者外周血中 AFP mRNA 间接推测肿瘤细胞是否发生血行转移。

4. 血清酶测定

10%～20% 肝癌患者的 AFP 为阴性。对这一部分患者的诊断，可借助于以下各种酶测定：

1）5′核苷酸磷酸二酯酶同工酶 V：此酶在肝癌中的阳性率为 53%。在 AFP 阴性者中，此酶阳性率可达 79.2%，故可用于补充 AFP 检测之不足。此酶在转移性肝癌中的阳性率可达 90.9%，而在肝硬化、肝炎仅 10.3%，故可用以与肝炎、肝硬化鉴别。

2）铁蛋白：肝癌患者血清中铁蛋白异常增高，测定血清铁蛋白有助于肝癌诊断，尤其对 AFP 阴性或低浓度阳性的肝癌患者更有帮助。铁蛋白正常值 15～200 μg/L，阳性率为 76%。有人提出酸性同工铁蛋白测定较血清常规铁蛋白测定更有助于肝癌诊断。

3）γ－谷氨酰转肽酶（γ－GT）：肝癌组织 γ－GT 活性显著升高，可较正常肝组织高 100 倍。AFP 正常的肝细胞癌 γ－GT$_1$阳性率也高达 86%，γ－GT 同工酶对肝细胞癌有早期诊断价值，并可解决部分 AFP 阴性者肝细胞癌的诊断。

4）大分子碱性磷酸酶（HMAP）同工酶：HMAP 是一种病

理性的碱性磷酸酶（ALP）同工酶，目前已用抗 HMAP 的特异性单克隆抗体进行检测，原发性和转移性肝癌阳性率 >95%，比 AFP 具有更高的敏感性，尤其对转移性肝癌，是一个敏感的生化指标。

5）α_1 – 抗胰蛋白酶（α_1 – AT）：诊断肝癌阳性率为 51.4% ~ 94.1%。另有报道 AFP 阴性的肝癌患者阳性率为 42.86%。

6）异常凝血酶原：亦称 γ – 羧基凝血酶原，其敏感性与特异性均高于 AFP，对 AFP 阴性的小肝癌诊断更有意义。有人发现肿瘤切除术后异常凝血酶原水平可恢复正常，复发后再度升高。因此，也可作为判断预后的指标。

7）血清总唾液酸（TSA）和脂质结合唾液酸（LSA）：TSA 与 LSA 为新近提倡的一种肝癌肿瘤标记。有人测定 55 例肝癌，发现 TSA 阳性率 74.5%；LSA 阳性率 85.5%，且发现 LSA 比 TSA 对肝癌诊断的敏感度高，其特异性和诊断效率分别为 91.1% 及 81.5%。若 LSA 呈持续高水平或逐渐升高，则多为肝癌，经治疗缓解，则 LSA 水平降低；若 LAS 水平再度升高，则提示肝癌恶化或转移、复发。因此，LAS 不仅有诊断价值，还可作为判断预后的指标。

8）血清铜测定：血清铜增高是肝癌的特征之一。正常人血清铜值为 10.99 ~ 24.34 μmol/L。有报告以血清铜 ≥27.32 μmol/L、AFP ≥400 μg/L、FT（铁蛋白）≥200 μg/L 作为肝癌与肝硬化的鉴别值。当血清铜 <26.69 μmol/L 时，可排除肝癌的存在。特别对于 AFP 阴性或低浓度增高的肝癌患者有较高诊断价值。

9）癌胚抗原（CEA）：有报道原发性肝癌中 38.5% ~ 40.0% 的病例有 CEA 增高，常 >20 μg/L（正常 0 ~ 5 μg/L）。如果 CEA 与 γ – GT 联合检查，则阳性率可提高到 90%。

5. 超声检查

B 超具有灵敏和无创等优点，在肝癌影像学诊断方面成为首选的检查方法，特别是在高危人群中普查具有重要价值，多普勒超声对鉴别肝脏良恶性占位病变具有相当重要的价值。上海医科大学中山医院报告，B 超对肝脏肿瘤的诊断敏感性、特异性及准确性分别达 96%、100% 和 97%。

6. 乙型肝炎病毒检测

据统计，我国 80% ~ 90% 的肝癌患者乙肝表面抗原（HBsAg）呈阳性，自然人群阳性率为 15% ~ 17%。许多学者认为，乙肝病毒检测与 AFP 联合应用，有助于早期发现肝癌。

7. CT 检查

CT 检查分辨能力较强，能发现较小的肿瘤，对肝癌的诊断有实用价值。尤其对肝内占位病变不仅能说明位于哪个肝叶，而且能较为准确地指明位于哪个肝段。对肝段切除术具有定位意义。

8. 放射性核素扫描

放射性核素扫描对肝癌诊断符合率为 85% ~ 90%。但对直径小于 3 cm 的肿瘤难以显示。近年来用动态显像仪和核素断层扫描（ECT）等新技术对肝癌定位诊断符合率可达 95%。

9. X 线肝血管造影

肝由肝动脉及门静脉双重供血，由于肝癌区的血管一般较丰富，且 90% 来自肝动脉，选择性腹腔动脉和肝动脉造影能显示直径在 1 cm 以上的癌结节，阳性率达 87%，结合 AFP 检测的阳性结果，常用于诊断小肝癌。手术前造影可明确肿瘤部位，估计切除范围，因而可减少盲目探查。但这项检查对少血管型显示较差。检查有一定的创伤性，一般在超声显像、CT 或 MRI 检查不满意时进行，多在结合肝动脉栓塞化疗时使用。数字减影肝动脉造影（DSA）现已普及，是通过电子计算机进行一系列图像数据处理，将影响清晰度的脊柱、肋骨等阴影减除，使图像对比度增强，可清楚显示直径≥1.5 cm 的小肝癌。

10. MRI 检查

MRI 检查无电离辐射，无须造影剂即可以三维成像，故在肝癌诊断方面更优于 CT。

11. 肝穿刺活检

在超声或 CT 引导下用特制活检针穿刺癌结节，吸取癌组织检查可获病理诊断。

12. 剖腹探查

在疑为肝癌的病例，经上述检查仍不能证实或否定，如患者情况许可，应进行剖腹探查以争取早期诊断和手术治疗。

（三）其他评估

1）既往史、家族史、个人史。

2）一般资料，营养状况，重要脏器功能情况等。

3）心理状况和社会支持状况：患者对疾病的认知程度，亲人对患者的关心程度，经济承受能力等。

六、治疗

（一）治疗原则

早期诊断、早期治疗是改善肝癌预后的最主要因素，对能手术切除的肝癌首选手术治疗，肝动脉栓塞化疗术是肝癌非手术治疗的最佳办法，可采用综合治疗手段。

（二）一般治疗

积极的营养支持与镇痛治疗对改善患者的生活质量、配合其他疗法的顺利进行具有重要意义。必须及时预防和处理包括肝硬化引起的各种并发症的发生，如食管静脉曲张破裂出血、肝性脑病、肝肾综合征、自发性细菌性腹膜炎、电解质紊乱、肝癌结节破裂等。

（三）手术治疗

手术切除仍是目前根治原发性肝癌的最好方法，凡有手术指征者均应不失时机争取手术切除。普查发现血清 AFP 浓度持续升高并得到定位诊断者，应及时进行手术探查。

手术适应证为：

1）诊断明确，估计病变局限于一叶或半肝者。

2）肝功能代偿良好，凝血酶原时间不低于正常的50%，无明显黄疸、腹水或远处转移者。

3）心、肺和肾功能良好，能耐受手术者。

（四）放疗

原发性肝癌对放疗不甚敏感，而邻近肝的器官却易受放射损伤，因此，过去的治疗效果不太满意。近年由于定位方法和放射能源的改进，疗效有所提高。常用放射能源为^{60}钴和直线加速器，定位技术上有局部小野放疗、适形放疗或立体放疗，照射方式有超分割放疗、移动条野照射等，目的是使照射能量高度集中，对肿瘤组织的杀伤作用加强，尽量减少对周围组织的损伤。一些病灶较为局限且肝功能较好的病例如能耐受 40 Gy 以上的放射剂量，疗效可显著提高。

目前趋向于手术、介入治疗、放疗等联合，如同时结合中医中药或生物免疫等治疗，效果更好。国内外正试用动脉内注射^{90}钇微球、^{131}碘—碘化油或放射性核素标志的单克隆抗体或其他导向物质做导向内放疗，有时可使肿瘤缩小而获得手术切除的机会。

（五）介入治疗

1. 适应证

1）无法手术切除者，尤以右叶肝癌且肿块 < 20% 肝体积者，若癌肿呈非浸润生长者可列为绝对适应证。

2）手术切除前提高切除率，减少术中出血。

3）肝癌破裂出血者。

2. 禁忌证

1）门静脉有癌栓。

2）明显黄疸，严重肝功能损害，丙氨酸氨基转移酶 > 200 U/L。

3）中等量以上腹水。

4）肿瘤过大，超过肝脏体积70%。

5）严重食管静脉曲张。

6）严重感染，尤其有胆系感染者。

介入治疗常用栓塞有吸收性明胶海绵、碘化油、微球、电凝等。上述物质以吸收性明胶海绵、碘化油及微球等最为常用。

（六）化疗

全身化疗疗效较差，用于不能手术但又无黄疸或大量腹水的病例。常用药物为 5 - FU 及其衍生物，以及 MMC、阿糖胞苷（ARA - C）和 ADM 等。此外，有人提出联合化疗可提高效果，如二联、三联、四联药物。

（七）无水酒精直接注入

无水酒精局部注射对肝癌有一定的疗效。其方法是在 B 超引导下，经皮穿刺，直接将无水酒精注入肝癌结节中，用量视瘤结节的大小而定，一般为 6 ~ 12 ml，每周注射 1 ~ 2 次，4 周为 1

个疗程。

（八）射频毁损治疗

射频技术的发展和射频电极的改进，使该技术成功地应用于肝癌的局部治疗。主要适用于肿瘤直径在 5 cm 以下，结节数量在 3 个以下的患者。有严重肝功能失代偿和凝血功能障碍的患者，或肿瘤紧贴胆囊等空腔脏器的患者不适合该方法治疗。

（九）经皮微波凝固治疗

在超声引导下微波电极刺入肿瘤内，利用微波的能量使肿瘤发生凝固性坏死。适用于肿瘤直径 <5 cm，结节数量在 3 个以内的患者。对于直径 > 5 cm 的肿瘤，可利用多电极、多点凝固治疗。

（十）免疫治疗

肝癌患者均有不同程度的免疫功能低下，免疫治疗能提高机体免疫的功能，增强患者对手术、放疗和化疗的耐受力，杀灭或辅助杀灭原发、继发或术后残留肝癌细胞，其中卡介苗较为常用，据报道有一定疗效。短小棒状杆菌和左旋咪唑也用于临床，但疗效有待证实。最近报道 OK – 432 可能提高细胞免疫力和增加自然杀伤细胞活力从而起抗癌作用，瘤内注入 OK – 432 能发挥细胞毒作用，使瘤体坏死缩小。此外，人巨噬细胞、IFN 和 IL – 2、LAK、肿瘤坏死因子（TNF）等也给肝癌的治疗带来了新的希望。

（十一）导向治疗

导向治疗是肿瘤治疗的一个新领域。其方法是用亲肿瘤物质作为载体，具有杀伤肿瘤细胞能力的物质为弹头，注入人体后可特异性地杀伤肿瘤细胞。导向治疗目前尚存在着许多理论上和实践中的问题，但初步临床试用的结果已显示了诱人的前景。

七、护理问题

1. 焦虑或恐惧

与下列因素有关：①突然发病或病程较长；②忍受较重的痛苦；③担心久治不愈或死亡；④经济拮据等。

2. 不舒适

腹胀、疼痛——与癌肿进行性增大、肝包膜张力增加以及手术创伤有关。

3. 营养失调

低于机体需要量——与肝功能减退、急慢性肝疾病的代谢性消耗、营养摄入不足、消化和吸收障碍有关。

4. 知识缺乏

缺乏肿瘤防治有关知识。

5. 潜在并发症

手术前并发症有急性腹膜炎、上消化道大出血、休克等；手术后并发症有肝功能衰竭或肝性脑病、腹水、腹腔内出血、胸水、胆汁渗漏、腹腔感染等。

八、护理

（一）一般护理

1. 休息

创造舒适、安静的环境。对病情稳定的患者，可指导适当活动以增强机体抵抗力；对疼痛患者应指导其控制疼痛分散注意力，必要时遵医嘱给予止痛药物；对晚期伴有腹水、黄疸者应卧床休息，以减少机体消耗。

2. 营养

鼓励患者进食高蛋白、高维生素、易消化饮食。安排洁净清新的进餐环境,以促进食欲。如食欲减退、恶心、呕吐,应给予止吐药,及时清理呕吐物及进行口腔护理,鼓励其少量多餐,进餐后应保持坐位或半坐位 15～30 分钟。进食少者可给予支持疗法,如静脉补液,适量补充维生素 B、维生素 C、维生素 K,以及葡萄糖、胰岛素、氯化钾、白蛋白、改善凝血的药物等。如患者伴有肝功能衰竭或有肝性脑病倾向时,应减少蛋白质的摄入量,甚至暂禁蛋白质饮食。

3. 基础护理

认真做好晨、晚间护理及皮肤护理。嘱腹水、黄疸患者穿柔软舒适的衣服,保持床单位整洁、干燥、无皱褶。对有皮肤瘙痒者可每日用温水擦浴,必要时睡前口服氯苯那敏或地西泮等药物以保证睡眠,减轻瘙痒。

(二) 对症护理

肝癌患者尤其是晚期患者常有难以忍受的疼痛,应遵医嘱给予药物治疗,先用解热镇痛药,剧烈疼痛可用哌替啶、布桂嗪(强痛定) 等。用药期间应仔细观察腹痛缓解的程度,并掌握疼痛的规律,尽可能在疼痛发作前给药。对于晚期患者药物成瘾已不重要,应让其尽可能感到舒适。听音乐亦可起到分散注意力、减少止痛剂用量的作用。大量腹水者应取半卧位,使横膈下降,增加肺活量。需严格限制水、盐的摄入量。应用利尿剂者注意观察利尿效果及其不良反应,必要时协助医生进行腹腔穿刺,禁止腹水浓缩回输。

(三) 放疗和化疗的护理

不能手术切除者可给予放疗和化疗,治疗期间注意观察恶心、呕吐、腹泻的程度及其他营养状况、水和电解质平衡的情况，可适当给镇静止吐剂，鼓励进清淡饮食，多饮水。及时送检血常规以观察治疗对骨髓造血功能的影响，对脱发者解释头发可以再生，衣着应宽松舒适，避免皮肤擦伤引起感染。放疗损伤局部皮肤可出现红、痒、痛感，可用温水湿敷局部或轻拭，必要时涂薄荷淀粉、炉甘石洗剂或酚剂止痒。化疗药物多对血管有刺激性，使用时应注意对血管的保护，防止药液漏出血管，造成局部组织的疼痛或坏死。近年开展的肝动脉栓塞化疗（HAE）取得了较好疗效，术前向患者说明手术的目的、术中及术后可能出现的不良反应、注意事项，并签署手术协议，术前完善凝血机制和心电图检查。术后患者应绝对卧床 24 小时，穿刺的肢体伸平，穿刺点以沙袋压迫。24 小时内咳嗽、大小便、呕吐时需用手按压穿刺点，若出现出血，应立即用大拇指在穿刺点上方 1 cm 处用力压迫。严密观察生命体征、穿刺肢体远端的温度、色泽及足背动脉的搏动情况，术后禁食 2~3 日可减轻恶心、呕吐症状。术后持续低流量吸氧 24~48 小时，以减轻因阻断血液供应引起的肝细胞缺氧。发热者一般不必处理，1~2 周可逐渐退热，个别高热者可用小剂量激素及物理降温，注意不可用酒精擦浴，以免引起皮下出血。术后还应遵医嘱给予抗生素预防感染，补充足够的葡萄糖、液体、白蛋白、氨基酸等保护肝功能。

（四）手术治疗配合

1. 手术前护理

1）心理护理：了解患者的饮食、睡眠、精神状态，观察其言行举止，分析评估患者的焦虑程度，为患者创造一个安静的环境，教会患者一些消除焦虑的方法。详细进行手术前指导，介绍成功病例，消除紧张心理，医护人员与家属一起帮助患者树立战胜疾病的信心，使其接受和配合治疗。

2）注意观察病情的突然变化：在术前护理过程中，有可能发生多种并发症，如肝癌破裂、上消化道出血等。

3）纠正营养失调：指导患者采取高蛋白、高热量、高纤维素饮食，为患者创造舒适安静的进餐环境，增加食欲。手术前按医嘱给予白蛋白、血浆及全血，纠正营养不良、贫血、低蛋白血症及凝血功能障碍。

4）静脉给予保肝药物治疗：有黄疸者及时补充维生素 K；血浆蛋白过低者给予输血或白蛋白治疗。

5）做好一般术前准备及术前宣教：劝导患者戒烟、酒；练习床上大、小便；学会床上翻身；掌握深呼吸及有效咳痰的技巧，以利于术后排痰，预防术后肺部感染；告知患者术后可能要留置的引流管的类型、重要性及其注意事项。

6）其他：手术前一般放置胃管，备足血液。凝血功能差者，尚需准备纤维蛋白原、新鲜冰冻血浆。

2. 手术后护理

1）密切观察生命体征，预防术后出血和休克。

2）引流管的护理：肝癌术后患者可能置有腹腔引流管、胸膜腔引流管、胃管、尿管等，应注意无菌操作，保持通畅，固定防脱出，观察记录引流液的量、颜色、性质等。肝叶和肝局部切除术后会放置双腔引流管，胸腹联合切口者，同时放置胸膜腔引流管，应注意保持引流通畅，如血性渗液逐日增加，疑有内出血时，须及时与医生联系，必要时行手术探查止血。

3）卧位与活动：术后第 2 天可予患者半坐卧位，避免剧烈咳嗽，过早活动可导致肝断面出血。半肝以上切除者，需间断给氧 3~4 天。各种引流管拔除后，协助患者下床活动，避免血栓形成，增加肠蠕动，预防肠粘连和肠胀气。

4）安排较安静舒适的环境：减轻疼痛与其他不适。遵医嘱适时给予止痛药物，可使用自控止痛泵。

5）维持体液平衡：遵医嘱补充液体。对肝功能不良伴腹水者，控制水和钠盐的摄入，准确记录出入量。每天观察、记录体重及腹围变化等。

6）防治感染：遵医嘱给患者输入抗菌药，注意无菌操作。

7）术后并发症的观察与护理：如肝昏迷、肝肾综合征等。肝昏迷表现为意识障碍和昏迷，意识障碍可有意识模糊、行为失常、昏睡、精神错乱等。肝肾综合征可有如下表现：肝昏迷、突然发生少尿或无尿；肾功能受损，血尿素氮升高；低血钠、低尿钠、尿肌酐/血肌酐之比大于20：1；腹水。

（五）健康指导

1. 一级预防

"防肝炎、防霉、防水"七字方针。积极防治病毒性肝炎、预防性注射乙肝疫苗、尽可能避免不必要的输血和应用血制品；预防粮食霉变；改进饮水水质。

2. 二级预防

即早期发现、早期诊断、早期治疗。近20年来通过对肝癌高危人群（35岁以上HBV和HCV血清学指标阳性、有肝炎或肝硬化史）采用AFP结合B超定期检查，早期肝癌的检出率得以提高，有效地降低了肝癌的病死率。

第三节　大肠癌

大肠癌包括结肠癌与直肠癌，是最常见的恶性肿瘤。其发病率在世界不同地区差异很大，以北美、大洋洲最高，欧洲居中，亚非地区较低。我国南方，特别是东南沿海明显高于北方。近

20 年来，世界上多数国家大肠癌（主要是结肠癌）发病率呈上升趋势。我国大肠癌发病率上升趋势亦十分明显。

一、病因和发病机制

大肠癌的病因尚未完全清楚，目前认为主要是环境因素与遗传因素综合作用的结果。

（一）环境因素

中国和日本人的大肠癌发病率虽明显低于美国，但移民到美国的第一代即见大肠癌发病率上升，第二代已接近美国人的发病率。此移民流行病学特点提示大肠癌的发病与环境因素，特别是饮食因素的密切关系。一般认为高脂肪食谱与食物纤维不足是主要相关因素，这已为大量流行病学和动物实验所证实。

（二）遗传因素

从遗传学观点，可将大肠癌分为遗传性（家族性）和非遗传性（散发性）。前者的典型例子如家族性结肠息肉综合征和家族遗传性非息肉病性大肠癌。后者主要是由环境因素引起的基因突变（见下述）。

（三）其他高危因素

1. 大肠息肉（腺瘤性息肉）

一般认为大部分大肠癌起源于腺瘤，故将腺瘤性息肉看作是癌前病变。一般腺瘤越大、形态越不规则、绒毛含量越高、上皮异型增生越重，癌变机会越大。目前对腺瘤—癌的序列演变过程已有了比较深入的了解，大肠癌的发生是"正常肠上皮—增生改变/微小腺瘤—早期腺瘤—中期腺瘤—后期腺瘤—癌—癌转移"的演变过程。在这一演变过程的不同阶段中所伴随的癌基因和抑癌基因的变化已经比较明确，癌基因和抑癌基因复合突变的累积过程被看作是大肠癌发生过程的分子生物学基础。基因的突变则是环境因素与遗传因素综合作用的结果。

2. 炎症性肠病

溃疡性结肠炎可发生癌变，多见于幼年起病、病变范围广而病程长者。

3. 胆囊切除

有报道胆囊切除术后大肠癌发病率增高，认为与刺激胆酸进入大肠增加有关。

二、病理

据我国有关资料分析，国人大肠癌的发生部位半数以上位于直肠（比欧美高），20%位于乙状结肠，其余依次为盲肠、升结肠、降结肠、横结肠。但近年国内外资料均提示右半结肠癌发病率有增高而直肠癌的发病率下降，且左、右半结肠癌二者在发生学和生物学特征上有所不同。

1. 病理形态

分早期大肠癌和进展期大肠癌，前者是指肿瘤局限于大肠黏膜及黏膜下层，后者是指肿瘤已侵入固有肌层。进展期大肠癌病理大体分为肿块型、浸润型和溃疡型3型。

2. 组织学分类

常见的组织学类型有腺癌、黏液癌和未分化癌，以腺癌最多见。

3. 临床病理分期

大肠癌的不同分期，预后不同。临床习惯上使用简明实用的Dukes大肠癌临床病理分期法：A期（癌局限于肠壁）、B期（癌穿透浆膜）、C期（有局部淋巴结转移）、D期（有远处转移）。

4. 转移途径

本病的转移途径包括：①直接蔓延；②淋巴转移；③血行播散。

三、分期

（一）临床病理分期

A_1：病变限于黏膜及黏膜下层，无淋巴结转移。

A_2：病变限于黏膜下层，有淋巴结转移。

B_1：病变侵及肌层，无淋巴结转移。

B_2：病变侵及肌层，有淋巴结转移。

C_1：病变侵及整个肠壁，无淋巴结转移。

C_2：病变侵及整个肠壁，有淋巴结转移。

D：病变侵及邻近脏器或有远处转移。

（二）TNM 分期

T：原发肿瘤。

T_x：不能评估原发肿瘤。

T_0：未发现原发肿瘤。

T_{is}：原位癌。

T_1：肿瘤侵犯黏膜层。

T_2：肿瘤侵犯肌层。

T_3：肿瘤侵犯肌层穿入浆膜下，或穿入腹腔动脉或直肠旁组织，但未穿破腹膜。

T_4：肿瘤穿破脏腹膜，或直接侵犯其他器官或组织（包括大肠癌的其他段，如盲肠癌侵及乙状结肠）。

N：局部淋巴结。

N_x：不能评估局部淋巴结。

N_0：无局部淋巴结转移。

N_1：转移到 1~3 个结肠旁或直肠旁淋巴结。

N_2：有 4 个以上结肠旁或直肠旁淋巴结转移。

N_3：转移到任何主要血管旁的淋巴结。

M：远处转移。

M_x：不能评估远处转移。

M_0：无远处转移。

M_1：有远处转移。

（三）临床分期

0 期：$T_{is}N_0M_0$。

Ⅰ期：$T_1N_0M_0$　Dukes A；$T_2N_0M_0$。

Ⅱ期：$T_3N_0M_0$　Dukes B；$T_4N_0M_0$。

Ⅲ期：任何 T，N_1M_0　Dukes C；任何 T，$N_{2,3}M_0$。

Ⅳ期：任何 T，任何 N，M_1　Dukes D。

四、护理评估

（一）临床表现

本病发病率男女差别不大，但其中直肠癌男性较多见，年轻结肠癌患者男性多见。我国发病年龄多在 40~60 岁，发病高峰在 50 岁左右，但 30 岁以下的青年大肠癌并不少见。大肠癌的中位发病年龄在我国比欧美提前约 10 年，且青年大肠癌比欧美多见，这是本病在我国的一个特点。

大肠癌起病隐匿，早期仅见粪便隐血阳性，随后出现下列临床表现。

1. 便血

便血是大肠癌最常见的症状，近 50% 的患者以便血首诊。

一般癌肿越近肛门，便血越常见。溃疡型者易便血，少数患者仅表现为隐血试验阳性。右半结肠内容物常为半流体状，血液常与大便混合，而左半结肠血液常染于大便表面。

2. 梗阻症状

癌肿导致慢性不完全性肠梗阻，如腹胀、排便困难、便形变细，甚至恶心、呕吐。由于左半结肠内径较右半结肠小，内容物多为半固态或固态，癌肿环状浸润者多，因此，左半结肠癌更易出现梗阻症状。

3. 腹痛

有些患者会有比较固定的阵发性或持久性隐痛，多与肠管痉挛、狭窄、浸润腹膜有关。

4. 便次增多

便次增多也是大肠癌的常见症状，直肠下段癌和黏液癌更多见。一般为稀便或黏液血便，常伴腹痛与里急后重。

5. 腹部包块

当癌肿达一定大小（通常 3 cm 以上），可触及腹部包块，右半结肠多见。肿块常有压痛，质地硬，表面不平，界限常清楚。

6. 贫血

贫血常与食欲减退、肠道功能紊乱及慢性失血有关。

7. 消瘦

晚期患者常表现为消瘦与恶病质。

总的来说，右半结肠癌以腹痛、腹部包块、贫血多见；而左半结肠癌以不全梗阻、便次增多、便血为多；直肠癌最常见为黏液血便、脓血便、排便困难；肛管癌主要表现为便血及排便时疼痛。晚期均可出现腹腔转移，出现腹腔积液及发热等。

（二）实验室及其他检查

1. 大便常规检查

大便中有红细胞、脓细胞。大便隐血试验呈阳性。

2. 血常规检查

血常规检查可有贫血。

3. 直肠指诊和直肠镜检查

检查有无直肠息肉、直肠癌、内痔或其他病变，以资鉴别。

4. 纤维结肠镜检查

纤维结肠镜检查为诊断结肠癌较好的方法。在做好充分的术前准备，提高肠镜可见度的基础上利用纤维结肠镜检查可以明确肿瘤的形态、大小、类型、位置、局部浸润范围以及周围组织是否受累，并可根据具体情况做活组织病理切片检查，以确定肿瘤性质。

5. X 线钡剂灌肠

X 线钡剂灌肠最好采用气钡双重造影，可发现充盈缺损、肠腔狭窄、黏膜皱襞破坏等征象，显示癌肿部位和范围。对结肠镜检查因肠腔狭窄等原因未能继续进镜者，钡剂灌肠对肠镜未及肠段的检查尤为重要。

6. 其他影像学检查

CT 检查主要用于了解大肠癌肠外浸润及转移情况，有助于进行临床病理分期，以制订治疗方案，对术后随访亦有价值。近年超声结肠镜的应用，可观察大肠癌在肠壁浸润深度及周围淋巴结转移情况，对术前癌肿分期颇有帮助。

7. 其他检查

CEA 对本病的诊断不具有特异性，但对其进行定量动态观察对大肠癌手术效果的判断与术后复发的监视均有价值。

五、治疗

(一) 外科治疗

手术切除仍然是大肠癌的主要治疗方法。结肠癌手术切除的范围应包括肿瘤在内的足够的两端肠段，一般要求距肿瘤边缘 10 cm，还应包括切除区域的全部系膜，并清扫主动脉旁淋巴结。直肠癌切除的范围包括癌肿在内的两端足够肠段（低位直肠癌的下切缘应距肿瘤边缘 3 cm 以上）、系膜、周围淋巴结及受浸润的组织。1982 年 Heald 等报道认为直肠癌根治术时，切除全部直肠系膜或至少包括肿瘤下 5 cm 的直肠系膜，对于降低术后复发率具有重要意义。临床上称为全直肠系膜切除术（TME）。

(二) 化疗

药物治疗原则：大肠癌的化疗方案以 5 – FU 为主，联用亚叶酸能增强 5 – FU 的抗癌作用；对 5 – FU 化疗不敏感的大肠癌可改用以 CPT – 11 为主的方案（一线方案），如用一线方案效果不好或在化疗中出现病情恶化，可改用以奥沙利铂（LDHP）为主的方案（二线方案）。这里的一线、二线方案仅以临床医生的习惯和经验而定，并非根据治疗效果的排序。

化疗在大肠癌的治疗中占有十分重要的地位，既是以手术为主的综合治疗的重要组成部分，也是不能手术切除的 Dukes 部 D 期及术后复发、转移病例的主要治疗手段。

大肠癌的化疗研究始于 20 世纪 50 年代末，现已取得令人瞩目的进展，特别是近年来一些新的化疗药物与联合方案的出现，使得大肠癌的化疗有效率大大提高，从而提高了术后生存率。

1. 传统药物

对大肠癌有效的化疗药物常首选 5 – FU 或 5 – 氟脱氧尿苷，

其次尚可用 MMC 及 ADM、洛莫司汀、DDP 等。联合用药有可能提高疗效、降低或不增加毒性、减少或延缓耐药性出现，已有不少联合化疗方案用于大肠癌的化疗。

2. 新的化疗药物

1）LOHP：属第三代铂类抗癌药，DDP 的氨基被 1，2 - 二氨环己烷基因（DACH）代替而成，其抑制 DNA 作用更强，与 DNA 结合速率比 DDP 快 10 倍以上，而且结合牢固，因此疗效更强。另外，LOHP 与 DDP 及 CBP 无交叉耐药，DDP 治疗失败者用 LOHP 仍有效，与 5 - FU、CPT - 11、GEM 等有协同作用。LOHP 的消化道反应与血液毒性及肾毒性较少，常见的不良反应为可逆性外周神经感觉异常。与 5 - FU 和亚叶酸钙（CF）联合用药，有效率可在 50% 以上，LOHP 已成为晚期大肠癌最有效的化疗药物之一，在欧洲已将 LOHP 作为大肠癌治疗的一线药物。

2）CPT - 11：CPT - 11 是半合成的喜树碱类化合物，是 DNA 拓扑异构酶 I 的强抑制药。单一用药的客观有效率为 20%，对耐药性晚期大肠癌为 13%，53% 的患者可生存 9 个月以上，主要毒性为乙酰胆碱综合征、迟发性腹泻、骨髓抑制与胃肠道反应。

3）卡倍他滨（希罗达）：卡倍他滨是一种新型口服并在肿瘤内激活的氟尿嘧啶氨甲酸酯，经肿瘤组织中的胸苷磷酸化酶的选择性激活，在肿瘤组织中产生高浓度 5 - FU，具有治疗靶向性，研究表明其对大肠癌的有效率为 22%，不低于 5 - FU/CF 方案。

4）替吉奥（S - 1，TS - 1）：S - 1 是类似替加氟（FT - 207）和尿嘧啶 4∶1 混合物（UFT）的口服新药，在日本的初期临床试验，对结直肠癌的有效率为 16.7%，使用方便，不良反应轻微，可能有一定的临床应用前景。

5）雷替曲塞：雷替曲塞为叶酸类的胸苷酸抑制药，有水溶性，其结构中含有谷氨酸侧链，在体内能形成谷氨酸盐而滞留于细胞内。它可在微分子水平上高度专一性直接抑制胸苷酸合成酶，通过抑制胸苷酸合成酶所催化的自脱氧尿苷单磷酸盐转化为脱氧胸苷单磷酸盐的生物还原性甲基化反应而制约脱氧胸苷三磷酸盐的合成，从而特异性地干扰 DNA 的合成。雷替曲塞已作为第一选择的胸苷酸合成酶抑制药。现作为临床上晚期大肠癌的一线治疗药物，推荐剂量方案为 3 mg/m^2，15 分钟静脉注射，1次/3 周。雷替曲塞治疗晚期大肠癌 PR 20%，MR 9%，不良反应小于 5 - FU。

6）其他：TXL、多西紫杉醇（泰素帝）和 GEM 等药现已在临床应用，但由于在大肠癌中还基本上为临床试用期间，仅用于常规化疗无效、复发及转移的晚期患者，病例数较少，疗效有限。

3. 联合化疗

1）左旋咪唑 + 优福啶：左旋咪唑 50 mg 每日 3 次口服，连服 3 天，每半月重复（服 3 天，休息 12 天），疗程 1 年。

优福啶，3 ~ 4 片，每日 3 次口服，共 2 个月，休息 2 个月再重复，共 1 年。

2）FA + 5 - FU

FA 100 ~ 200 mg，iv，gtt（先用）；

5 - FU 600 mg/m^2，iv，gtt（继用，6 ~ 8 小时输入）。

以上每日 1 次，连用 5 天，每 30 天重复（用药 5 天，休息 25 天）。可用作为治疗性化疗，如用于辅助化疗则用 6 个月。

一般情况较差或骨髓脆弱者，成人 FT - 207 200 ~ 300 mg，每日 3 次口服；或 UFT 2 ~ 4 片，每日 3 次口服；或卡莫氟（HCFU）200 mg 每日 3 次口服。

3）LOHP + 5 - FU/FA

国内乐沙定临床试用协作方案：

LOHP 130 mg/m^2，iv，gtt，d$_1$；

FA 200 mg/m^2 2 小时 d$_{1~5}$；

5 – FU 300 mg/m^2（≤500 mg/d），iv，gtt，4 小时，d$_{1~5}$（接 FA）。

每 21 天重复。

4）MOF 方案

司莫司汀（MeCCNU）130～175 mg/m^2，po，每 10 周 1 次；

VCR 1 mg/m^2，iv，d$_1$，每 5 周 1 次；

5 – FU 10 mg/（k g·d），iv，gtt，d$_{1~5}$，每 5 周重复 1 次；

有效率达 43.5%。

5）CPT – 11 + CF + 5 – FU 是近年来研究最多的大肠癌联合化疗方案，也是近年来大肠癌化疗研究的重要进展，该联合方案不仅患者耐受性好且疗效高，已成为晚期大肠癌一线化疗的标准方案。

CTP – 11 180 mg/m^2，iv，gtt，d$_1$；

CF 500 mg/m^2，iv，gtt，2 小时，d$_{1~2}$；

5 – FU 400 mg/m^2，iv，d$_{1~2}$；

5 – FU 600 mg/m^2，iv，gtt，持续 22 小时 d$_{1~2}$。

2 周重复 1 次。CPT – 11 的主要毒性为骨髓抑制和迟发性腹泻，可用大剂量洛哌丁胺对抗。

6）LOHP + CPT – 11　该方案为 2002 年美国临床肿瘤年会（ASCO）会议上讨论的大肠癌化疗的热门方案。认为两者合用具有协同作用，其理由是 LOHP 通过形成铂 – DNA 复合物起作用，LOHP 耐药的主要原因是铂 – DNA 复合物的迅速切开修复，这个过程需拓扑异构酶Ⅰ加速对受损 DNA 的解旋，而 CPT – 11 正好抑制拓扑异构酶Ⅰ，从而起协同作用。

可以先用 LOHP，亦可以先用 CPT – 11，具体用法：美国

Kemeny 推荐 LOHP 60 mg/m^2 2 小时，后 CPT – 11 50 mg/m^2，每周 1 次，用 4 周停 2 周。有效率接近 40%。

4. 区域性化疗

提高结直肠癌的手术切除率，降低术后复发和肝脏转移是大肠癌治疗中尚待解决的问题。区域性化疗既可提高局部化疗药物的血药浓度以达治疗的目的，又可避免或降低化疗的不良反应，目前区域性化疗的方法有动脉插管化疗及门静脉系统化疗。Warren 等报告自外科置入的肝动脉导管在 24 小时内注入 5 – FU 1.5 g/m^2，在开始的 2 小时和最后的 2 小时经静脉注入 FA（最大剂量 400 mg/m^2），在 6 周内每 2 周进行 1 次，可评价的 31 例患者中，CR 2 例，PR 13 例，有效率为 48%，中位有效期 8 个月，中位生存期 19 个月。亦可用 DDP 80 mg/m^2，5 – FU 600 mg/m^2，每月重复。有条件则可栓塞治疗，栓子用胶原、DDP、柔红霉素（DAU）及 MMC 的混合物或碘油及 DDP 制成。局部毒性主要表现为化学性肝炎、胆管坏死及硬化性胆管炎等。36% ~ 50% 接受肝动脉灌注化疗的患者可出现肝外复发，最常见于肺，为了延迟或防止这种肝外转移，可在肝动脉灌注化疗时联合应用全身化疗。

（三）免疫治疗

卡介苗作为一种强有力的免疫辅助剂，可以作为结肠癌的辅助治疗手段并能改善预后。其方式有瘤内直接注射法、划痕法、口服或肠腔内注射法等。

六、护理问题

1. 焦虑

与对癌症治疗缺乏信心及担心结肠造口影响生活工作有关。

2. 营养失调

低于机体需要量，与癌肿慢性消耗、手术创伤、放化疗反应有关。

3. 自我形象紊乱

与人工结肠造口后排便方式改变有关。

4. 知识缺乏

缺乏有关术前准备知识及结肠造口术后的护理知识。

5. 潜在并发症

切口感染、吻合口瘘、泌尿系损伤及感染等。

七、护理

（一）术前护理

1）术前应了解患者对疾病的认识，耐心倾听其因疾病所致的恐惧和顾虑。加强心理护理，介绍有关癌症治疗、手术方式及结肠造口术的知识，增强其治疗信心。

2）有贫血和肠梗阻者，应纠正贫血，注意水、电解质平衡。

3）给高蛋白、高维生素少渣饮食。术前 3 天改流质。

4）肠道准备方法：术前 3 天按医嘱服抑制肠道细菌药物，同时服维生素 K；有梗阻者每晚温盐水灌肠 1 次，术前晚和术晨清洁灌肠；术前第 3 天给予番泻叶 10 g 代茶饮，上午服蓖麻油 20～30 ml；第 2 天给予番泻叶 10 g 代茶饮；术前 1 天给予番泻叶 10 g 代茶饮，同时给予抗生素 3 g，分 3 次服，下午 2 点服蓖麻油 20～30 ml，晚饭禁食可饮糖水，不必灌肠。

5）术晨插胃管。

（二）术后护理

1）按外科手术后一般护理。术后血压平稳后低坡卧位，臀部垫气圈或海绵垫，以减轻肛门部受压。

2）术后48小时内，密切观察脉搏、血压以及会阴渗血量，渗血过多时应及时通知医生。

3）保持会阴部切口处外层敷料的干燥，如被污染或血液湿透，需及时更换。安置引流管的患者，应保持引流通畅。引流管一般5~7天拔除。

4）术后禁食、胃肠减压、输液，必要时输血。行胃肠减压者，肠蠕动恢复和排气后即可拔除胃管，进少量流质饮食。结肠癌及保留肛门的直肠癌患者，术后1周进半流质，2周可进普通饮食，术后10天内不可灌肠。施行人工肛门手术的患者则可较早进半流质及普通饮食。

5）保持留置导尿管的通畅，记录尿量，观察尿的性质，预防泌尿系感染。导尿管至少保留5天，直至能自主排尿为止。拔管前先钳夹导尿管并定期开放，以训练患者定时排尿功能。

6）观察体温变化，进食后的反应，手术切口有无感染及愈合情况。会阴部切口感染时，可坐浴和换药。

7）施行人工肛门手术的患者，尽可能取左侧卧位，用塑料薄膜或其他物品将腹部切口与人工肛门隔开，以防粪便污染。应及时更换敷料和使用粪袋，周围皮肤用氧化锌软膏加以保护，待粪便逐渐变稠后，只用清水洗净皮肤，保持局部干燥即可。

8）术后定期经人工肛门灌肠，可较早建立排便习惯，待养成习惯，且粪便已成形后，则可不再用粪袋，仅在人工肛门上覆盖敷料即可。定期用手指扩张人工肛门口，以防狭窄。

（三）健康指导

1）指导患者正确使用人工肛门袋，出院后造口每 1～2 周可扩张一次，持续 2～3 个月。如发现造口狭窄、排便困难应及时去医院检查、处理。

2）指导患者生活要有规律，心情要舒畅。平时可进行正常人的生活和社交活动及适量运动。

3）饮食指导，宜进少渣易消化的食物，避免太稀和粗纤维太多的食品。

4）会阴部创面未愈合者，应持续每日坐浴，教会其清洁伤口和更换敷料，直至创面完全愈合。

5）使用化疗药物治疗者，应定期复查血白细胞计数及血小板计数。

6）结直肠癌患者出院后，一般 3～6 个月应定期复查（包括肝、肺、结肠、直肠及血清癌胚抗原测定和血常规检查等）。

第四节　胰腺癌

胰腺癌是一种恶性程度很高的消化道肿瘤。本病早期确诊率不高，而中晚期胰腺癌的手术切除率低，预后很差。因此，如何提高胰腺癌的早期诊断率是改善本病预后的重要课题。本病多发于 40～70 岁的中老年人，男女发病比例为 1.5∶1。胰腺癌多发于胰腺头部，约占 75%，其次为体尾部，全胰癌较少见。

一、病因

胰腺癌的病因不明，经广泛研究多数认为胰腺癌是由多种因素的反复作用所致。高蛋白饮食可能与胰腺癌的发病有关，这一点在动物实验中已得到证实。抽烟、喝咖啡和饮酒等均可引起胃泌素分泌增多，它们导致胰腺癌的作用尚待进一步论证。胰腺癌男性患者远较绝经前的妇女多见，绝经后妇女的发病率较一般人群中胰腺癌的发病率高出近 100 倍。迄今未能证明慢性胰腺炎是胰腺癌的发病因素。幼年型糖尿病患者合并胰腺癌者较非糖尿病者高 2 倍。

二、病理

胰腺癌的病理类型较多，原发性胰腺癌以发生在胰头部最为多见，为 2/3 ~ 3/4，发生在胰腺体部及尾部仅占 1/4 ~ 1/3。少数病例为多发性或弥漫性。其病理组织学常见有以下 3 种：

（一）导管细胞癌

导管细胞癌是常见的一种类型，间质多较丰富，由致密的纤维组织构成。

（二）腺泡细胞癌

腺泡细胞癌较常见，腺泡细胞癌的间质少，浸润性强。

（三）其他

较少见的有多形性腺癌、纤毛细胞癌、黏液癌、鳞状细胞癌、鳞腺癌等。

胰腺癌发展较快，确诊时大多已有转移和扩展。胰体尾癌较胰头癌转移更广泛。癌可直接蔓延至胆总管末端、胃及十二指肠、左肾、脾及邻近大血管；经淋巴管转移至邻近器官、肠系膜及主动脉周围等处淋巴结；血循环转移至肝、肺、骨、脑和肾上腺等器官；也常沿神经鞘浸润或压迫腹腔神经丛，引起顽固剧烈的腹痛和腰背痛。

三、分期

（一）TNM 分期

T：原发肿瘤。

T_1：原发肿瘤未超出胰腺，无直接蔓延。

T_2：局限性蔓延（十二指肠、胆道或胃），可能切除肿瘤。

T_3：远端蔓延，不能手术切除。

T_x：广泛浸润，无法估计或记录。

N：淋巴结累及

N_0：无淋巴结累及区。

N_1：淋巴结累及。

N_x：淋巴结广泛累及，无法估计或记录。

M：远端转移

M_0：无远端转移。

M_1：远端转移累及。

M_x：远端转移，无法估计或记录。

（二）临床分期

Ⅰ期：$T_1 T_2 N_0 M_0$，肿瘤邻近脏器局限直接蔓延，不伴（或不知道）区域淋巴结蔓延和无远端转移，局限性直接蔓延至邻近内脏器官，但全部能切除（包括胰腺）。

Ⅱ期：$T_3 N_0 M_0$，肿瘤进一步直接蔓延至邻近器官，不伴（或不清楚）淋巴结累及和无远处转移。

Ⅲ期：$T_{1\sim3} N_1 M_0$，区域淋巴结转移，但无远处转移。

Ⅳ期：$T_{1\sim3} N_{0\sim1} M_0$，肝或其他部位存在远处转移病灶。

四、护理评估

(一) 临床表现

临床表现取决于癌肿的部位、病程、胰腺破坏程度以及邻近器官浸润转移等情况。一般而言，起病隐匿，早期无特殊表现，可诉上腹不适、食欲明显减退、乏力。当出现明显症状时，病程往往已进入晚期。病程短、病情发展快和迅速恶化为其特点。

1. 上腹饱胀不适和上腹痛

上腹饱胀不适和上腹痛是最早出现的症状。由于胰管梗阻而引起胰管压力增高，甚至小胰管破裂，胰液外溢至胰腺组织呈慢性炎症，因此出现上腹饱胀不适或上腹痛，并向肩背部或腰肋部放射。胰头癌患者多有进食后上腹饱胀或腹痛加剧，而胰体尾部癌出现腹痛症状往往已属晚期，且腹痛在左上腹或脐周。晚期胰腺癌呈持续性上腹痛，并出现腰背痛，腹痛多剧烈，日夜不止，影响睡眠和饮食，常取膝肘位以求缓解。这种疼痛是因为癌肿侵及腹膜后神经组织所致。

2. 消化道症状

早期上腹饱胀、食欲缺乏、消化不良，可出现腹泻。腹泻后上腹饱胀不适并不消失，后期无食欲，并出现恶心、呕吐、呕血或黑便，常系肿瘤浸润或压迫胃及十二指肠所致。

3. 黄疸

黄疸是胰腺癌主要的症状，尤其是胰头癌，其接近胆总管，使之浸润或被压迫，造成梗阻性黄疸。一般呈进行性加重，尿呈红茶色，大便呈陶土色，出现皮肤瘙痒。肝和胆囊因胆汁淤积而肿大，胆囊常可触及，并有出血倾向及肝功能异常。

4. 其他

多数患者有低热、乏力、消瘦。因腹痛夜不能寐，患者睡眠不足，疲惫。晚期上腹部可扪及肿块，质硬且固定。腹水形成后，腹部膨胀。合并胆道感染时，可出现高热。最后出现恶病质及肝、肺和骨骼等转移癌的表现。

体征：患者消瘦、营养不良、黄疸、全身状况极差。50%的患者可以扪及肿大的肝脏和胆囊，肝边缘钝、质硬。上腹部肿块质硬，结节感，边缘不清，有压痛和肌紧张；出现黄疸的病例扪及肿大的胆囊是胰头部癌肿的重要体征。

（二）实验室及其他检查

1. 血、便常规

血常规检查出现红细胞及血红蛋白减少，大便隐血试验阳性，便内有过量脂肪、脂肪酸及未消化的肌肉纤维组织。

2. 肝功能

不同程度地出现转氨酶、碱性磷酸酶升高，血清胆红素升高。

3. 肿瘤相关抗原的测定

CEA、胰腺癌胚抗原（POA）、杂交瘤单克隆抗体检测糖抗原（CA19‑9）、白细胞黏附抑制试验（LAIT）、结肠胰腺癌有关抗原（PCAAC）等均可为诊断提供依据。

4. 胃肠钡透

胃肠钡透显示十二指肠内侧壁黏膜皱襞平坦、消失、肠壁僵硬、舒张受限，十二指肠环扩大，出现压迹。

5. B超检查

B超检查能够显示胰腺肿块部位，对胰头部癌肿诊断率可达90%，此检查属非创伤性检查，可作为首选检查方法。

6. CT检查

CT检查对胰腺癌可做出定位诊断，正确率为30%～60%。

7. 纤维内镜逆行胰胆管造影（ERCP）

ERCP 为创伤性检查，能显示病变部位和范围，并能直接取样行细胞组织检查。

8. 经皮细针穿刺细胞学检查

此法可在 B 超、CT、血管造影引导下进行，也可在手术直视下进行。

（三）其他评估

询问患者及家属对疾病的认知及恐惧程度、家庭的经济承受能力等。

五、治疗

（一）手术治疗

胰腺癌的治疗目前仍以手术切除为主。对于无明显转移或晚期病例，也应尽可能在剖腹探查基础上，争取切除。

1. 胰腺癌围手术期治疗

围手术期治疗是提高治愈率，减少并发症的重要措施，理由如下：

1）胰腺癌手术是腹部外科较复杂手术，时间长、创伤大、出血多、并发症多、死亡率高。

2）贫血、消瘦、营养不良，应积极给予支持疗法，积极纠正酸碱平衡失调，纠正低血容量、低蛋白血症等。

3）积极纠正心、肝、肾功能不全，控制感染，减少手术和术后并发症。

4）关于黄疸的处理目前均在争议中，但作为危险因素之一，应在手术前一并考虑改善。

2. 手术原则及方式

手术选择一般原则是：诊断明确而且有转移病灶者应避免根治性手术；无转移症状者应做剖腹探查术并做根治术的准备；有胆道梗阻并伴有转移者可做旁路手术或置管引流。

1）根治性手术：胰头癌主要做胰十二指肠切除术或保留幽门式胰十二指肠切除术，尽量切除胰头、胰钩突部、胃窦、十二指肠全部、空肠上段、胆总管下段以及局部淋巴结，有条件者应做扩大切除；胰体尾癌，行体尾切除术同时切除脾脏。

2）姑息性手术：常用术式有胆囊空肠吻合术、经皮穿刺胆管置管引流术，或行胆道空肠与胃空肠吻合术等，或胆囊造口术。

（二）放疗

由于胰腺癌属于对放射线低度敏感的肿瘤，所以临床上并不普遍单独应用。而是经常与化疗一起用于手术后减少复发及失去手术机会的晚期胰腺癌患者。

（三）化疗

胰腺癌对化疗不够敏感，晚期患者可采用化疗。常用的药物有 5 - FU、MMC、ADM、卡莫司汀（BCNU）、MeCCNU、放线菌素（Act - D）、甲氨蝶呤（MTX）等。

（四）其他治疗

温热化学方法、微波凝固疗法及动脉灌注化疗法均可酌情使用于晚期不能切除的胰腺癌。

六、护理问题

1. 疼痛

疼痛和疾病的过程有关。

2. 营养失调，低于机体需要量

与饮食减少、恶心、呕吐、肿瘤消耗有关。

3. 体液过多

与肝功能减退、门静脉高压有关。

七、护理

（一）术前监护

1. 护士应以同情、理解的态度对待患者

通过讲解相关知识、以温和的态度与语言给患者心理支持，帮助患者树立战胜疾病的信心。

2. 增强患者舒适感

对于疼痛剧烈的患者，及时给予有效的镇痛剂，并教会患者应用各种非药物止痛的方法，如采取舒适体位。皮肤瘙痒患者，注意勤洗澡更衣，不要用力抓挠。

3. 改善营养状态

对能进食的患者鼓励患者进食高蛋白、高糖、低脂和丰富维生素的饮食。不能进食的患者可通过肠外营养改善营养状态。有黄疸者，静脉补充维生素 K。

4. 控制血糖

对合并高血糖者，应用胰岛素调节血糖。若有低血糖表现，适当补充葡萄糖。

5. 预防皮肤感染

胰腺癌患者常合并黄疸而出现皮肤瘙痒，应教育患者穿着柔软棉、丝质内衣，不要用手抓挠痒处，可用温水擦洗或氧化锌软膏涂抹，以免引起皮肤感染；术前常规应用抗生素。

6. 肠道准备

术前 2 天患者应进流质饮食，术前 1 天晚灌肠后禁食、禁水。

（二）手术后监护

1. 生命体征监测

由于胰腺癌手术范围大且复杂，术后应严密观察血压、脉搏、呼吸、体温及神志的变化，术后常规给予心电监护至少 2 天。

2. 监测和预防休克

因胰腺癌手术时间长、创伤大，加之手术后大量引流液的丧失，均可使血容量减少，故手术后应早期严密监测和预防低血容量性休克。如患者出现脉搏细速、血压下降、面色苍白、尿量少且色深、呼吸急促、意识淡漠或烦躁不安，应立即通知医生积极止血和补充血容量。

3. 卧位与活动

患者病情平稳后取半卧位。鼓励患者早期床上活动，预防压疮。

4. 维持水、电解质平衡

准确记录出入量。保持静脉通畅，补充水和电解质。

5. 饮食与营养支持护理

术后一般禁食 2~3 天，给予肠外营养支持，随着病情恢复逐步增加肠内营养支持，要做好营养支持护理。拔除胃管后给予流质饮食，再逐步过渡至正常饮食，之后患者最好少食多餐，少进含脂肪高的饮食。胰腺切除术后，患者消化能力会下降并出现腹泻，应给予消化酶或止泻剂。

6. 控制血糖

监测患者血糖、尿糖和酮体水平。按医嘱给予胰岛素，控制血糖。

7. 预防感染

遵医嘱继续使用抗生素。

8. 了解各种引流管的引流部位和作用

如胃肠减压管、胆管引流管、胰管的引流、腹腔的引流等。观察与记录每日引流量和引流液的色泽、性质，警惕胰瘘或胆瘘的发生。腹腔引流一般需放置 5~7 天，胃肠减压一般留至胃肠蠕动恢复，胆管引流约需 2 周，胰管引流在 2~3 周可拔出。

9. 术后并发症的监护

1）出血：出血是胰十二指肠切除术后早期严重的并发症，发生率为 3%~15%，包括腹腔内出血和消化道出血。术后早期腹腔内出血多为止血不彻底或凝血功能障碍所致，常发生于术后 24~48 小时，表现为腹腔引流管内出现鲜血和伤口渗血。术后迟发腹腔内出血常与腹腔内感染、胆瘘和胰瘘等造成血管糜烂有关。术后消化道出血常由于吻合口吻合不当、应激性溃疡引起。

护理要点：

（1）观察各引流管内引流液颜色和量，观察伤口敷料渗血渗液情况，正常引流液为淡血性，量逐渐减少。如引流液突然增多，出现鲜红色血性液表明有活动性出血。

（2）腹腔少量渗血可以自行停止，大量出血应进腹手术止血，并同时给予输血和止血剂。保持腹腔各引流管通畅，密切监测生命体征变化，观察每小时尿量，防止失血性休克。

（3）若是消化道出血者，应保持胃肠减压通畅，根据医嘱应用 H_2 受体阻滞剂，并予以冰盐水加去甲肾上腺素灌注，使胃黏膜血管收缩。

2）应激性溃疡：发生在术后 1~2 周，表现为胃液内出现大量血性液、呕血、柏油便，同时出现休克表现，应积极采取抢救措施，给予止血药，输入新鲜血。

3）胰瘘：发生在手术后 5～10 天，表现为腹腔引流液增多，引流液中可测得淀粉酶升高。处理方法是必须保持腹腔引流通畅，充分引流，防止胰液积存或腐蚀皮肤。

4）胆瘘：较少发生，表现为腹腔引流中出现胆汁，严重者可出现化学性腹膜炎。术后须严密观察胆汁引流量，色泽及患者黄疸消退情况，维持 T 形管或经皮肝穿刺胆道引流术置入的引流管通畅，降低胆管内压力。

5）胃肠吻合口瘘：发生率低，一旦发生，除行腹腔引流外，可行腹腔冲洗，禁食并给予全胃肠外营养（TPN）治疗，以促进吻合口愈合。

（三）健康指导

由于胰腺癌的病因尚未定论，所以，目前还没有理想的预防方法。但注意以下几点可能对预防本病有利。

1）不吸烟、不大量饮酒和及时治疗糖尿病、慢性胰腺炎等。

2）平时应饮用洁净水，进食无污染之食品、避免长期过量摄入高脂饮食。

3）保持心情舒畅，尽量避免或减少不良的精神刺激和过度的情志变动。

4）亦可根据身体情况，尽早开始锻炼。

第四章 泌尿、男性生殖系统肿瘤

第一节　肾　癌

肾癌是最常见的肾脏实质恶性肿瘤，40～60岁多见，发病率男高于女，常为单侧病灶。组织病理极为多样，透明细胞、颗粒细胞、梭形细胞三者可单独或复合存在。肾癌除局部侵袭性生长外，常能侵入静脉，如肾静脉、下腔静脉。最常见的转移部位是肺。临床表现多变，血尿、疼痛和肿块是常见症状，一般就诊者表现为其中1～2个症状。

一、病因

病因不明，可能与化学工业致癌物质及病毒感染有关。个别患者来自先天性异常肾脏，如多囊肾、马蹄肾，也有报告来自由于长期血液透析引起的获得性囊性肾病。

二、病理

肾癌可发生在肾实质的任何部位，但上极多于下极。癌的组织病理极为多样：分化较好者如腺瘤；恶性程度较高者，如肉瘤样（间变性癌）。

肾癌分为两类：透明细胞癌，有形成腺状或管状的倾向；颗粒细胞癌常形成多处囊肿；其恶性程度以后者为甚。

（一）转移

突破肾包膜，侵及周围脂肪，影响预后；由淋巴管转移到主动脉旁淋巴结；血行转移的癌栓由小静脉伸入较大静脉，甚至伸入下腔静脉，一般不出现下腔静脉阻塞的临床表现。肾静脉与下腔静脉癌栓发生率分别是 20% 和 6% ~ 10%。因此，肾癌患者常有肺转移。肺转移癌中肾癌占第 4 位。肾癌的转移很难预测，有的瘤体很大并无转移；有的瘤体小或无症状，已有远处转移。肾癌转移灶的自行消退早有报道，尤其是肺转移。

（二）肾癌的内分泌功能

肾脏分泌多肽类物质。肾癌并发高血压者占 14% ~ 40%，血浆内和癌组织内肾素活性均升高，肾素值升高者肿瘤恶性程度较高。肾癌的多血质发生率 1.3% ~ 4.4%，主要是红细胞和血红蛋白升高，可能是缺氧肾组织产生活性酶（促红细胞生成素），激活血浆内红细胞生成素原产生大量红细胞生成素。有时原发性肾癌不表现泌尿系症状，而表现为甲状旁腺功能亢进。肾细胞癌的特点是产生多种内分泌激素，可分泌与糖代谢、肾上腺皮质激素类和前列腺素有关的激素。

三、分期

1. TNM 分期

T：原发肿瘤

T_x：不能评估原发肿瘤。

T_0：未发现原发肿瘤。

T_1：肿瘤局限于肾，最大直径不超过 2.5 cm。

T_2：肿瘤局限于肾，最大直径超过 2.5 cm。

T_3：肿瘤侵犯主要静脉，或侵犯肾上腺或肾周围组织，但未超过 Gerota 膜。

T_{3a}：肿瘤侵犯肾上腺或肾周围组织未超过 Gerota 膜。

T_{3b}：肿瘤侵犯肾上腺或下腔静脉。

T_4：肿瘤穿过 Gerota 膜。

N：局部淋巴结

N_x：不能评估局部淋巴结。

N_0：无局部淋巴结转移。

N_1：单个淋巴结转移，最大直径不超过 2 cm。

N_2：单个淋巴结转移，最大直径在 2~5 cm，或多个淋巴结转移，直径均未超过 5 cm。

N_3：淋巴结转移，直径超过 5 cm。

M：远处转移

M_x：不能评估远处转移。

M_0：无远处转移。

M_1：有远处转移。

2. 临床分期

Ⅰ期：$T_1N_0M_0$。

Ⅱ期：$T_2N_0M_0$。

Ⅲ期：$T_1N_1M_0$，$T_2N_1M_0$，$T_{3a}N_0$，N_1M_0。

Ⅳ期：T_4，任何 N，M_0；任何 T，N_2，N_3M_0；任何 T，任何 N，M_1。

四、护理评估

（一）临床表现

1. 血尿

多为突发性无痛性全程肉眼血尿，有时有条索状血块，间歇发作，可自行停止。

2. 疼痛

肿瘤生长快，肾包膜膨胀，导致腰部胀痛感。也可由于血尿形成血块阻塞输尿管而引起肾绞痛。

3. 腰部肿块

早期肾癌不易发现腰部肿块，肿瘤增大到一定程度后，可在腹部扪及肿块，肿块质硬而坚实，不易活动。

4. 精索静脉曲张

这是由于肿瘤压迫精索内静脉或肾静脉被癌细胞栓塞所致，这种精索静脉曲张的特点是平卧时仍不消失。

5. 肾外表现

血尿、疼痛、肿块这三大典型症状，也只是在 50% ~ 80% 的病例中见到，肾癌肾外表现率较高，症状多样，如发热、恶心、呕吐、血压上升、衰弱、贫血、红细胞增多、高血钙、神经系统或骨转移症状、精索静脉曲张、血沉快、肝功能异常等。易致延误诊断。

1）发热：18% ~ 25% 的患者有发热，其中约 2% 病例以发热作为最突出或唯一的症状出现，可表现为持续性低热或弛张热。发热的原因可能与内出血、肿瘤组织大量坏死、毒素吸收或肿瘤转移有关。另外，癌肿造成泌尿系统梗阻或继发感染，同样可引起发热。近年已分离出内生致热原，肾癌切除后，体温能恢复正常，如未恢复，说明肿瘤未切干净或已有转移，恢复正常一段时间后又出现发热者，说明肿瘤复发或转移。

2）胃肠道症状：胃肠道症状多表现恶心、呕吐、食欲缺乏，易误诊为消化系统疾病。随着病情的发展，消化道症状日渐严重，肾癌切除后症状消失。

3）消瘦：消瘦作为唯一症状出现占肾癌 30% ~ 45%。

4）肝功能紊乱：肝功能紊乱占 10% ~ 15%，表现为碱性磷酸酶升高、凝血因子降低、磺溴酞钠试验异常、间接胆红素和 α_2 - 球蛋白升高，肝活检通常显示非特异性肝炎。肝功能虽异常，但无肝转移，肝脾肿大，肿瘤切除后肝功能改善，肝脏缩小。所以，除有肝转移外，肝功能异常不作为手术禁忌证。如术后肝功能不好转或好转后又异常，则表示肾癌残留、转移或复发，预后不良。

5）高血压：高血压一般不很严重，约占25%。由于肿瘤产生肾素或压迫肾动脉引起狭窄，以及瘤内形成广泛的动静脉瘘，导致心排血量增加。肾癌切除后，血压可恢复正常。

6）红细胞增多或贫血：文献报道63%的肾癌病例血红蛋白有升高，但仅1.8%～6.0%出现红细胞增多。患肾切除后，红细胞和血红蛋白可正常。有人认为红细胞增多系肿瘤内动静脉短路影响血的氧合作用，亦有人认为系肿瘤内存在红细胞生成素，刺激红细胞生成所致。此外，约占30%患者为正红细胞性贫血，可能因肿瘤抑制骨髓引起，亦可因血尿失血所致。

7）高钙血症：高钙血症占3%～15%，部分因溶骨性转移所致，亦可并无骨转移，伴有低血磷，有报道肾癌产生异位的甲状旁腺激素或类似物质。肾癌切除后血钙可恢复正常。

8）皮质醇增多症：皮质醇增多症由肾癌产生类促肾上腺皮质激素所致，可有钠潴留、水肿、高血压、低血钾、碱中毒或低血钾，同时有皮质醇增多症表现。

9）多发性神经炎：多发性神经炎可表现为肌营养障碍、神经肌肉功能紊乱，这些改变与体内抗原—抗体反应有关。

10）转移症状：肾癌患者上述症状不一定同时出现。许多患者的最初症状就是转移症状，如肺转移可有咳嗽、咯血；骨转移可有病理性骨折；脑转移引起肌肉无力、视野改变、瘫痪；脊柱转移所致的腰痛、截瘫；肿瘤或巨大转移灶内的动静脉瘘引起的高输出量性心力衰竭；下腔静脉栓塞引起下肢、外阴部水肿，腹壁静脉怒张与腹水；肿瘤形成静脉癌性血栓或压迫肾蒂可出现精索静脉曲张，平卧后不消失等。

（二）实验室及其他检查

1. 尿常规

可见肉眼血尿及镜下血尿。"尿三杯"试验呈全程血尿。

2. 尿细胞学检查

尿脱落细胞学检查对肾癌早期诊断有一定价值，但要求判断正确，对假阳性应认真分析。

3. 血钙

血钙可增高，可能由于癌细胞产生甲状旁腺激素或多肽类物质，也可能是产生活化维生素 D 的物质而影响钙磷代谢所致。当肾癌切除，血钙可恢复正常。

4. 肿瘤标记物

肿瘤标记物已广泛用于普查、筛选、早期诊断、辅助分期、估计预后、随访观察。目前文献报道的有血清标记物，如 γ - 烯醇酶、AFP、纤维蛋白降解产物（FDP）、血沉及产生肾外表现的各种内分泌激素及激素类似物。尿中标记物，如多胺；组织学标记物，如类固醇受体和 DNA 含量。

5. B 超检查

由于超声波检查方法简便，无创伤性，可反复进行，因而在肾脏肿瘤的诊断以及普查中被广泛应用。由于肿瘤因组织结构不同，超声图像比较复杂，表现为多种声像图，大体可分为 4 种类型：

1）低回声型：肿瘤内部回声与皮质回声相等，边界不清晰。

2）高回声型：肿瘤内部为较强的光点。

3）强回声型：肿瘤内部回声呈密集光点。边界清晰，无声影，这类回声仅见于血管平滑肌脂肪瘤（又称错构瘤）。

4）不均匀回声型：肿瘤内部回声为不均匀分布的光点，是因肿瘤内部不均质或有坏死、出血、钙化或囊性变所致。

肾癌具有多种超声图像，根据肿瘤大小，有很大的差异。瘤体较大的、无坏死的肿瘤回声较正常肾组织有明显的增高，内部有强烈的高回声波，而直径 <1.5 cm 的肿瘤回声较低。

6. X 线检查

X 线检查是诊断肾肿瘤非常重要的方法，随着现代化诊断设备的应用和诊断水平的提高，X 线检查已不是唯一的诊断手段，但仍是常规的诊断方法。

1）X 线尿路平片：在 X 线平片上可见肾影增大或不规则，腰大肌影模糊，少数肾恶性肿瘤有钙化。

静脉肾盂造影和逆行肾盂造影是诊断肾肿瘤最基本的方法。肾肿瘤在肾盂造影片上常显示肾盂和肾盏受压、变形、拉长和扭曲，使肾盏之间距离扩大，呈新月形或蜘蛛足样等改变。有时肾盂和肾盏充盈不全，一个或一组肾盏阙如，当肿瘤完全阻塞肾盂时，患肾功能丧失，在肾盂造影片上不显影，此时可做逆行肾盂造影。如肿瘤较小或位于肾脏边缘时，应进行不同体位（斜位、侧位）摄片。少数肾癌突向肾盂时，X 线片上酷似肾盂肿瘤，应注意鉴别。

2）动脉造影：应用经皮穿刺技术，经股动脉穿刺，先行腹主动脉—肾动脉造影，确定肾动脉的位置，并将导管插入肾动脉，做选择性肾动脉造影。对肾癌的早期诊断，特别是对 CT 检查不典型的肿瘤，可明确病变性质和部位。数字减影血管造影（DSA）可以消除其他组织的重叠影，使血管系统清楚的显影，提高诊断的准确率。肾动脉造影同时可根据需要进行肾动脉栓塞术。

3）下腔静脉造影：5%～15% 肾癌发生静脉瘤栓，造影可了解下腔静脉内、肾静脉内有无瘤栓、下腔静脉有无受到肿瘤压迫和浸润等改变。

7. CT 检查

CT 检查能清楚地显示直径 1 cm 以上的肾实质肿块，对肾脏的占位性病变，即囊性和实性占位的鉴别有重要价值，准确率达93%。肾癌的 CT 图像特点：

1）肿瘤边缘不规则，呈圆形或分叶状。

2）平扫时肿瘤的密度随肿瘤细胞成分不同而表现为不同的密度，透明细胞癌密度低于正常肾组织，而颗粒细胞癌密度高于正常。

3）增强扫描时，肿瘤密度不同程度的增强，但仍低于正常肾组织。由于增强后肾肿瘤与组织之间的密度差加大，可以更清楚地显示肿瘤的大小与分界线。

4）肿瘤内常有出血、液化和坏死区，使肿瘤密度不均。少数肿瘤内见密度增强的钙化灶，位于肿瘤内或其边缘。

5）CT能精确测量肾细胞癌病变的范围和大小，还可了解肾周有无浸润、淋巴结转移，从而为肾癌分期提供依据。

6）囊性肾癌，与肾囊肿的图像酷似，易误诊。但囊肿壁厚，囊液CT值较肾囊肿内的囊液CT值高，应注意鉴别。

8. MRI 检查

MRI 检查的优点在于一次扫描可获得肾脏横断面、冠状面、矢状面的图像，没有 CT 检查时存在的伪影，不需注射造影剂。MRI 可十分清楚的显示肾实质肿块，肾囊肿表现为均一的低密度团块，边界光滑，与肾实质分界清楚。肾癌密度高低不等，信号强度不均匀，肿块边界不规则。肾细胞癌的 T_1 比正常肾实质的 T_1 长，T_2 相同或稍长。MRI 显示肿瘤侵犯的范围优于 CT 检查，可用于肾肿瘤的术前分级和术后随访。

9. 膀胱镜检查

膀胱镜检查可明确血尿来源及膀胱内的情况，观察输尿管口有无喷出血尿，有此征象时对肾癌的诊断颇有意义。

10. 核素肾扫描

用 ^{203}汞、^{131}碘、^{99m}锝均能显示缺损阴影。

11. 肾穿刺活检

肾穿刺活检可明确肾肿瘤的性质，但有创伤且可造成癌肿播散，故应慎用。

（三）其他评估

1）既往史、家族史、个人史、个人职业及生活习惯等。

2）一般情况、营养情况、重要脏器功能。

3）心理状况和社会支持：患者对疾病的反应，亲人的关心程度及经济承受能力等。

五、治疗

一旦确诊，若全身情况允许，尽量争取手术治疗，切除原发肿瘤。

（一）手术治疗

肾细胞癌对放疗和化疗不敏感。至目前为止，尚不能肯定化疗对肾细胞癌有治疗作用，放疗仅能减轻骨转移所致疼痛，手术切除一直是肾细胞癌最主要的治疗。

1. 保留肾脏手术

术式有肾部分切除术（包括肾上极切除、肾下极切除、楔形切除和半肾切除）、肿瘤剜出术和体外肿瘤切除并自体肾移植。肾部分切除术最常用，肿瘤剜出术仅用于外向性生长并有假包膜的肿瘤。

适应证分为三大类：

1）第一类为绝对适应证：包括孤立肾（解剖性或功能性）肾癌和双肾肾癌。

2）第二类为相对适应证：一侧肾癌，对侧肾功能正常或基本正常，但患有威胁肾功能的疾病，如肾结石、慢性肾盂肾炎、输尿管反流、肾动脉狭窄、高血压、糖尿病等。发生于患有希佩尔—林道综合征（VHL综合征）疾病的肾癌常多发且累及双肾，应尽量做保肾手术。

3）第三类为选择性适应证：一侧肾癌，对侧肾脏完全正常，主要为直径≤4.0 cm 的局限性肾癌患者。

2. 根治性肾切除术

经典的根治性肾切除术范围包括肾筋膜、肾周脂肪囊、肾和肾上腺以及区域淋巴结。在肾筋膜外进行分离，整块切除以上内容，是减少局部复发最关键的因素。如有静脉癌栓形成，在根治术时同时取净癌栓。

3. 肾动脉栓塞术

在治疗肾肿瘤中的作用在于：

1）用于根治术前，使肿瘤缩小、减少术中出血，以利于肿瘤的切除。

2）减少肾血流量，使肾脏缺血水肿，有利于肾蒂的处理和肾脏的分离，减少手术切除时的出血量。

3）姑息性治疗，减轻症状，适用于晚期肾癌无法施行肾癌根治术者。

另外，肿瘤组织坏死可刺激机体的免疫反应。但已有癌栓且达腔静脉者禁忌使用。

（二）放疗

术前术后或不能切除的肾癌可进行放疗，以起到减轻痛苦，延长生存期的作用。

（三）化疗

化学治疗肾癌的效果目前普遍被认为不理想，应用与否，视个体差异而个别对待。

（四）内分泌治疗

实验观察到黄体酮和睾酮有抑制肿瘤生长的作用，导致了激素在肾癌治疗中的应用。目前临床常用乙酸甲羟孕酮 100 mg 口服，每天 3 次；或 400 mg 肌内注射，每周 1 次。丙酸睾酮 100 mg 肌内注射，每周 2 次。

（五）生物治疗

有人用 IFN 治疗肾癌 747 例，完全缓解 16 例，部分缓解 107 例，总有效率 16.5%。此外，卡介苗、肿瘤坏死因子以及前列腺素合成酶抑制剂等具有调节机体抗肿瘤生物反应作用，对肾癌有一定的疗效。

六、护理问题

1. 焦虑或悲伤
与肿瘤对生命的威胁、手术后排尿模式改变有关。
2. 营养失调
低于机体需要量，与癌症慢性消耗、血尿及放疗、化疗的不良反应有关。
3. 排尿异常
排尿困难或尿潴留、膀胱刺激症状等，与肿瘤浸润及出血等有关。
4. 潜在并发症
手术后出血、感染、尿外渗、尿瘘、体液失衡。

七、护理

(一)一般护理

1)劝解吸烟者术前几日禁烟,以减轻术后咳嗽、咳痰,训练有效的咳嗽排痰方法,预防术后肺部感染。

2)为患者创造舒适的休息环境,每天开窗通风两次,每次半小时,保持合适的室温与室内湿度。为高热患者更换被服,保持皮肤清洁干燥。

3)嘱肾癌并发肾静脉和下腔静脉瘤栓患者,勿用力咳嗽,必要时给予止咳药。指导患者进食含纤维素高的食物,如蔬菜、水果、粗粮,防止便秘,必要时给予缓泻剂或润肠剂灌肠,保持大便通畅,勿用力排便。

4)协助与督促高热患者早晚刷牙,可用温盐水漱口,防止口腔细菌感染。

5)鼓励患者进食优质蛋白、高热量、高维生素的饮食,多饮水,增强机体抵抗力;指导肾功能异常患者进食低盐与优质蛋白饮食,限制饮水量;与营养师一起为糖尿病患者制订合理的糖尿病食谱。

(二)心理护理

护理人员要与患者建立良好的护患关系,耐心倾听并理解患者表达的种种顾虑。向其讲解相关知识,介绍手术及用药可能出现的不适和防范措施,及预后的有关知识。并介绍同种疾病治疗成功的实例,树立患者战胜疾病的信心。

（三）术前护理

1. 心理护理

患者对肾癌相关知识缺乏，精神压力较大，结合患者的接受能力，有针对性地进行疾病知识的宣教，增强治疗的信心。

2. 病情观察及对症处理

1）血尿：注意患者尿液颜色的变化，有无条索状凝血块及突然大量血尿的发生。

2）疼痛：注意患者疼痛性质的观察，有无突然肾绞痛及腰部持续疼痛的发生。疼痛明显时给予止痛处理。

3）其他：注意体温变化。对肾动脉栓塞的患者出现高热时，应给予降温处理，鼓励患者多饮水。对贫血严重的患者照顾好起居，保证营养的摄入。

3. 术前禁食、禁水

术前 10 ~ 12 小时禁食、6 小时禁水。

（四）术后护理

1. 观察生命体征

每 30 ~ 60 分钟测量血压 1 次，待血压平稳 6 小时后改为每 2 小时测量 1 次，或依病情而定。巨大肾肿瘤切除后由于创面大，及邻近脏器受损，易发生内出血，导致休克。因此，应注意引流液量有无增加及脉搏、血压的变化，有利于早期发现内出血和休克，及时治疗。

密切观察有无憋气、呼吸困难，此与术中误伤患侧胸膜有关。若出现呼吸异常应通知医生及时处理。鼓励深呼吸，协助正确排痰，定时雾化吸入、叩背、咳痰，预防肺部并发症。

2. 监测肾功能

右侧肾癌有癌栓时，如果结扎下腔静脉，术后可能出现蛋白尿。左侧肾癌有癌栓时，结扎下腔静脉后，右肾静脉与门静脉吻合，术后要监测 24 小时尿量，监测肾功能，防止肾功能衰竭。

3. 观察腹胀情况

肾切除患者血压平稳后，即取半卧位，以保持腹部、四肢肌肉松弛；减少切口张力；利于引流、排痰为目的。定时更换体位以预防各种并发症。早期活动、早期离床有利于术后各脏器功能的恢复。使患者精神愉快、增进食欲、排气排尿顺利。腹胀严重时可行胃肠减压处理。

肾病灶切除或肾部分切除的患者，应卧床 7～14 天，减少活动，防止继发性出血。肾被膜未切除患者过早活动可发生肾下垂。

4. 营养

术后营养是保证康复的重要条件，补充内容以糖类、蛋白质、维生素为主，同时要注意水、电解质、酸碱平衡。术后患者新陈代谢率低、平时卧床 1 天，最低热量需 104.64 kJ/kg，但手术后代谢量高于基础代谢量，每天约需 125.6 kJ/kg。要注意足够的蛋白质与维生素。尤其是维生素 C 对外科患者极重要，缺乏时妨碍胶原纤维形成，增加血管壁脆性，易引起蛋白质、糖类的代谢紊乱。钾、钠的补充要注意体液的引流、排出量及患者的血压、肌力情况。对术后禁食，完全依靠静脉补充者，可用完全胃肠外高营养疗法，确保手术后的营养供给。

5. 引流管护理

保持腹腔引流通畅，每天应准确记录引流量，如发现引流量、颜色异常及时通知医生。妥善固定引流管，防止扭曲、受压、脱落。

保持尿管引流通畅，做好尿道口的护理，每天用 0.2% 碘伏清洁尿道口 1～2 次。尿袋固定在尿道口以下区域，管道勿打折、扭曲、牵拉，防止尿液反流。

6. 饮食护理

术后胃肠功能恢复后开始进流食，次日改为半流食或软食，术后 3～4 天可恢复进普食。如进食后腹胀明显，可行药物治疗，必要时行肛管排气。

7. 防治感染

术后输抗生素 7～10 天，预防感染。

8. 术后并发症的护理

1）出血：观察引流液的颜色与性质，引流量大于150 ml，呈鲜红色，提示腹膜外出血，遵医嘱给予止血药，令患者卧床休息，密切观察出血有无持续发展，保持大便通畅，必要时给予开塞露，勿过度用力排便。

2）肺栓塞：卧床期间协助患者增加活动量，适度按摩双下肢，每 2 小时翻身一次，促进血液循环，预防下肢静脉血栓导致肺栓塞。

局部肢体肿胀、腿下垂时表浅静脉充盈，超声确定深静脉血栓形成时，患者应卧床休息，严禁下肢静脉输液，抬高下肢，给予抗凝药物。

患者一旦出现呼吸困难、面色苍白、血压下降，立即采取平卧位，给予高浓度氧气吸入，建立静脉通路，配合医生抢救。

3）胸膜损伤：胸膜损伤者，术后需留置胸膜腔闭式引流管，其观察护理非常重要，是胸膜愈合的关键。

4）肾功能衰竭：严格记录 24 小时尿量，每天尿量少于 400 ml 为少尿，少于 100 ml 为无尿。严格按照医嘱合理用药，给予低盐、优质蛋白饮食，限水。根据肾功能检测结果指导患者水的摄入量。

（五）健康指导

1）养成良好的卫生习惯，不食用霉变、腐烂、腌制食品。

宜用清淡饮食，适当进食鱼、鸡蛋及少量动物瘦肉。

2）戒烟，避免放射线侵害，慎用激素。加强对铅化合物接触的防护。减少化学性致癌物质的接触，是预防本病不可忽视的措施。

3）加强体育锻炼，增强抗病能力。

4）保持乐观的人生观，稳定情绪，提高生存质量。

5）积极开展防癌宣传，普及防癌知识，做到对肾癌的早期诊断、早期治疗，这是决定本病治疗效果及预后的关键。

6）定期复查，术后康复患者应定期复查，每 1～3 月复查 1 次，情况良好者每半年到一年复查一次，并坚持综合治疗。

第二节　前列腺癌

前列腺癌是世界上最常见的男性恶性肿瘤之一。发达国家发病率高于发展中国家，美国的前列腺癌发病率占男性恶性肿瘤首位，死亡率占第 2 位。我国前列腺癌发病率远低于西方国家，但近年呈显著增长趋势。多数学者认为，生活方式可以影响前列腺癌的发病率，但如何影响前列腺癌的发病却知之甚少。另一影响前列腺癌发病的原因是寿命的延长引起的人口老年化趋势。因此，随着人类平均寿命的延长，前列腺癌的发病率在世界范围内呈上升趋势。

一、病因和病理

前列腺癌发病率有明显的地理和种族差异，前列腺癌患者主要是老年男性，高峰年龄为 75～79 岁。引起前列腺癌的危险因素尚未明确，但是其中一些已经被确认。最重要的因素之一是遗传，如果一个直系亲属（如父亲）患有前列腺癌，其本人患前列腺癌的危险性会增加 1 倍。流行病学研究发现有前列腺癌阳性家族史的患者比那些无家族史患者的确诊年龄早 6～7 年。高动物脂肪饮食是一个重要的危险因素。其他危险因素包括维生素 E、硒、木脂素类、异黄酮的低摄入。阳光暴露与前列腺癌发病率呈负相关，阳光可增加维生素 D 的水平，可能是前列腺癌的保护因子。在前列腺癌低发的亚洲地区，绿茶的饮用量相对较高，绿茶可能为前列腺癌的预防因子。总之，遗传是前列腺癌发展成临床型的重要危险因素，而外源性因素对这种危险可能有重要的影响，某些基因的功能丢失或突变在前列腺癌发病、进展及转移中起着重要作用。

前列腺癌中 95% 为腺癌，其余为移行细胞癌、鳞癌和肉瘤。其中发生于后叶者占 75%，侧叶占 10%，前叶占 5%，其他占 10%，为多发性。

前列腺癌具有早期转移的特征，从腺泡发生后，常直接向尿道方向扩展，侵犯尿道、膀胱颈和精囊腺，经淋巴转移最早为闭孔及腹下淋巴结群，进而波及髂内、髂外、髂总、骶前淋巴结群，再转移到主动脉旁淋巴结群。骨转移最常转移到骨盆和腰椎，其次是胸椎、肋骨和股骨。内脏可转移到肺和肝等部位。

二、分期

（一）OSCC 分期

1. 原发肿瘤（T）

T_X：癌灶解剖关系不详。

T_A：肛诊不能检出（组织学证实）。

T_{A1}：癌组织 ≤5%，手术（因 BPH 行 TUR 或增生结节摘除）切除组织，低、中分级。

T_{A2}：癌组织 >5%，手术切除组织，任何分级。

虽癌组织≤5%，手术切除组织，但高分级。

T_{AX}：T_A 但非 T_{A1}、T_{A2}。

T_{AX} – TURS：经超声检查发现，活检证实。

T_{AX} – PSA：检查发现，活检证实。

T_{AX} – Asym：肛诊前列腺质地正常但两叶不对称，活检证实癌变。

T_B：肛诊触及限于前列腺的癌结节。

T_{B1}：结节≤1/2 腺叶，无论位置。

T_{BX}：肛诊检出的局限癌，但无上述特征。

T_{BX} – Asym：前列腺表面无结节但质硬，两叶不对称。

T_{BX} – Sym：前列腺表面无结节但质硬，两叶对称。

T_C：肛诊触知癌浸透包膜。

T_{C1}：单侧浸出包膜（可包括侵犯精囊）。

T_{C2}：双侧浸出包膜（可包括侵犯精囊）。

T_{C3}：浸润膀胱、直肠、肛提肌或盆壁。

2. 淋巴结转移情况（N）

N_0：临床（C）和/或组织学（H）检查未见局部淋巴结转移。

N_1：组织学检查发现淋巴结微转移灶。

N_2：肉眼可见局部淋巴结转移。

N_3：淋巴结转移超过局部（盆腔）淋巴结。

3. 远处转移（M）

M_x：远处转移不能评价。

M_0：没有远处转移。

M_1：血清酸性磷酸酶升高（连查 3 次）。

M_2：脏器（V）和/或骨（B）转移。

（二）临床分期（ABCD 分期）

A 期（Ⅰ期）：前列腺潜伏癌或偶发癌。

A_1：组织学检查肿瘤≤3 个高倍镜视野。

A_2：组织学检查肿瘤＞3 个高倍镜视野。

B 期（Ⅱ期）：肿瘤局限于前列腺内。

B_1 期：小的孤立的结节局限于前列腺一叶之内（或肿瘤直径≤1.5 cm）。

B_2 期：多个肿瘤结节，侵犯前列腺的范围大于一叶（或肿瘤直径＞1.5 cm）。

C 期（Ⅲ期）：肿瘤侵犯邻近器官。

C_1：肿瘤突破前列腺被膜但没侵犯精囊。

C_2：肿瘤侵犯精囊或盆壁。

D 期（Ⅳ期）：肿瘤有区域淋巴结、远处淋巴结或远处脏器转移。

D_1：肿瘤侵犯主动脉分支以下的盆腔淋巴结。

D_2：肿瘤侵犯主动脉分支以上的盆腔淋巴结和（或）有远处脏器转移。

当临床上诊断为 B_1 期时，病理检查 10% ~20% 有淋巴结转移；B_2 期，病理检查 15% ~40% 有淋巴结转移；C 期，病理检查 40% ~80% 有淋巴结转移。

三、护理评估

（一）临床表现

早期可无临床症状，只在肛门指诊时可触及结节，病变增大则可出现尿路梗阻症状。晚期发生骨转移时可出现病变部位疼痛等症状，如腰部、骶部、臀部、髋部疼痛，或坐骨神经疼痛，侵入尿道或膀胱黏膜时可出现血尿。

晚期全身症状可有食欲缺乏、消瘦、乏力、贫血等。

此外，肿瘤已有浸润及细胞分化不良的前列腺癌，很容易发生淋巴结转移，常转移至闭孔、腹下的髂淋巴结，但都伴有盆腔及腹主动脉旁淋巴结转移，临床上也确有部分前列腺癌患者在出现转移症状后才察觉而就医。

（二）实验室及其他检查

1. 直肠指检

早期无症状的前列腺癌，可通过定期或经常直肠检查诊断出来，此法简便易行，诊断价值最高，有80%以上的准确率，检查时可经直肠触及前列腺的后部浅的前列腺沟，以及双侧储精囊，由于癌多起自前列腺的后叶，在病变的早期虽然癌体积尚小但也可触及，凡在腺体内任何部位出现硬度增加的区域均可能有癌灶存在。

晚期有症状的前列腺癌诊断比较容易，直肠指检可触及肿大、坚硬、固定的结节。亦有前列腺体积增大，中等硬度，表面质均匀，有弹性感，酷似前列腺增生，而实为前列腺癌。由于直肠指诊可显著提高前列腺癌的诊断率，因此重视和加强普查工作就显得非常重要。

2. 血清酸性磷酸酶测定（ACP）

前列腺癌，尤其是发生骨转移时，此酶测定可升高，但也有约25%的病例仍属正常。通常认为，此酶测定值超出正常时其诊断意义较大（正常值7~28 U/L）。

3. 血浆锌测定

血浆锌测定可区别前列腺癌、前列腺增生及前列腺炎。前列腺癌时血浆锌水平显著下降。与其相反，后两者则增高。

4. 血浆睾酮测定

成年男性正常值为 14 ~ 25 nmol/L，前列腺癌患者此值多增加。

5. 前列腺液乳酸脱氢同工酶（LDHI）测定

如乳酸脱氢酶（LDH）与 LDHI 之比大于 3，即可疑为前列腺癌。该测定的准确率达 80% 。

6. 尿多胺测定

中期或晚期患者尿中多胺含量增加，正常人 24 小时尿中含 2 mg。

7. 前列腺特异抗原（PSA）测定

PSA 可提示前列腺是否发生增生。一般认为，PSA 对早期发现复发病例较 ACP 敏感。

8. 细胞学检查

1）尿液细胞学检查：当癌肿侵犯尿道、膀胱等泌尿系统时细胞学可呈阳性。

2）前列腺液细胞学检查：在前列腺按摩液量多的病例，癌细胞阳性率可在 90% 以上。如果伴有前列腺或精囊感染，可能出现假阴性的结果。该法有可能造成癌细胞的扩散、转移。

3）骨髓穿刺液细胞学检查：当晚期骨转移时，骨髓穿刺涂片查癌细胞可有 7.6% 呈阳性。

9. 活组织检查

活组织检查是诊断前列腺癌的重要手段，方法有：

1）会阴部穿刺：从会阴部切开皮肤、暴露前列腺。

2）经直肠穿刺：当肿瘤已侵犯后尿道、膀胱颈和膀胱三角区时适用。

3）经内镜摘取组织：可用内镜摘取可疑组织送病检，经直肠切除标本活检等。

10. 经直肠 B 超检查（TRUS）

TRUS 用来活检和用于局部分期。前列腺癌 TRUS 显示多数为低回声区，小部分为等回声、高回声和混合回声。活检时可以进行病灶直接活检或相隔一定距离的区域性活检。

肿瘤包膜外侵犯时显示前列腺轮廓增大或边缘不规则凸起。精囊受侵时显示精囊基底部后方肿大或精囊回声不对称合并前列腺基底低回声区域。通过超声检查获得前列腺体积大小。在超声引导下可以进行冷冻治疗。

11. 直肠腔内 MRI 检查

直肠腔内 MRI 对前列腺癌分期的准确率为 52% ~ 92%，有报道其和腔内超声检查准确率相似。但由于 MRI 费用高，使应用受到限制。

12. CT 检查

CT 可用来显示有无肿瘤扩展和淋巴结转移。可采用 CT 引导下细针穿刺抽吸以确定有无淋巴结转移。但 CT 对前列腺癌的诊断价值低，不能显示有价值的影像。

13. X 线检查

静脉肾盂造影可发现前列腺癌累及输尿管口引起的肾盂积水和肾功能损害。骨转移引起的成骨性破坏可在平片上显示。

14. 膀胱镜检查

病变累及膀胱时可行膀胱镜检查，可发现膀胱三角区有皱纹或结节，有时血管曲张匍匐于其上。当前列腺癌侵及膀胱颈部而引起梗阻时，则膀胱壁可发生小梁形成和假憩室。如癌瘤表面已发生溃疡，可能发现如同肉芽组织或菜花样组织，应同时采取活体组织以确诊。膀胱镜检查时须小心，以免造成严重损伤。

（三）其他评估

1）既往史、家族史、个人史等。

2）一般情况、营养状况、重要脏器功能、能否耐受手术。

3）心理状况和社会支持：患者对疾病的反应，亲人的关心程度及经济承受能力等。

四、治疗

治疗前列腺癌必须因人而异，虽然手术和放疗有希望治愈前列腺癌，但仅适宜于少数患者，很多疗法仅仅是姑息性地缓解症状。

（一）等待性观察

有相当数量的局限性前列腺癌是属于不需治疗的隐匿癌和预后良好、进展缓慢的早期癌，等待性观察而不予处理可获得和根治手术或放疗相似的结果。过度治疗不增加患者生存期，且可能造成并发症，使预期寿命缩短。但等待性观察的缺点是难以确定局限性前列腺癌中哪些是隐匿癌，哪些是早期临床癌，另外，无法确定哪些患者预后好，哪些预后不佳，一律采用观察则会使那些必需治疗而可能被治愈的患者延误治疗。

（二）手术治疗

1. 根治性前列腺切除术

根治性前列腺切除或全切除的历史至少可以回顾到 19 世纪。内分泌治疗发现之前，这种手术是治疗前列腺癌的唯一方法，因此，很多医学中心都在这方面积累了大量资料。

2. 经尿道电切术

经尿道电切术一般是作为解除膀胱出口梗阻，减少患者痛苦的一种手段，作为综合治疗措施中的一项，但这种手术常可取得满意的效果。

（三）放疗

一般认为放疗可取得类似根治性前列腺切除的结果，但不能绝对地消灭治疗区域内的所有癌细胞，术后 PSA 的测定是了解放疗效果的简易有效的方法。一般放疗后 6 个月，PSA 降至正常，如 PSA 增高，表明肿瘤继续存在。据统计，放疗 5～10 年后，PSA 增高，生化复发率高于前列腺癌根治性切除。如果 PSA 的倍增时间快（<4 个月），提示肿瘤的恶性程度较高。Hankes（1994）报道一组病例，治疗后 10 年，88% 的患者 PSA <4 μg/L 亦无临床症状表现，提示患者已治愈。

现多采用外照射治疗，三维适形照射治疗时采用电子计算机测量前列腺的三维结构，效果最好，不良反应也较轻，常见的并发症有放射性直肠炎、膀胱炎、肛管狭窄等，间质性放疗远期效果欠佳。对早期局限性前列腺癌的治疗，Catolona（1994）推荐采用下述方法：T_{1a} 期患者，若预测寿命 <10 年，观察等待，可不做处理，若预测寿命 >10 年者，则可采用前列腺癌根治术、放疗或等待性观察。寿命 <10 年者，放疗或内分泌治疗。预测寿命 >10 年者行根治手术、放疗、内分泌治疗。

（四）内分泌治疗

1. 双侧睾丸切除术

施行双侧睾丸切除，可除去产生雄激素的来源，使前列腺萎缩，其疗效好而安全。在局麻下即可完成，应作为内分泌治疗的首选方法。

2. 垂体切除术

该方法只在发生骨转移时应用。

3. 药物去势

黄体生成素释放激素类似物（LHRH－a）是人工合成的黄

体生成素释放激素，已上市的制品有：亮丙瑞林、戈舍瑞林、曲普瑞林。在注射 LHRH - a 后，睾酮逐渐升高，在 1 周时达到最高点（睾酮一过性升高），然后逐渐下降，至 3~4 周时可达到去势水平，但有 10% 的患者睾酮不能达到去势水平。LHRH - a 已成为雄激素去除的标准治疗方法之一。由于初次注射 LHRH - a 时有睾酮一过性升高，故应在注射当日开始给予抗雄激素药物两周，以对抗睾酮一过性升高所导致的病情加剧。对于已有骨转移脊髓压迫的患者，应慎用 LHRH - a，可选择迅速降低睾酮水平的手术去势。

4. **雌激素**

雌激素是经典的内分泌治疗方法之一。雌激素作用于前列腺的机制包括：下调 LHRH 的分泌，抑制雄激素活性，直接抑制睾丸间质细胞功能，以及对前列腺细胞的直接毒性。最常见的雌激素是己烯雌酚。口服己烯雌酚 11 mg/d、3 mg/d 或 5 mg/d，可以达到与去势相同的效果，但心血管方面的不良反应明显增加。尽管应用小剂量己烯雌酚（如 1 mg/d），且同时应用低剂量华法林（1 mg/d），或低剂量阿司匹林（75~100 mg/d）预防，心血管方面的不良反应仍较高，因此，在应用时应慎重。

手术去势、药物去势或雌激素治疗，患者肿瘤相关的生存率、无进展生存率基本相同。

5. **最大雄激素阻断（MAB）**

常用的方法为去势加抗雄激素药物。抗雄激素药物主要有两大类：一类是类固醇类药物，其代表为醋酸甲地孕酮；另一类是非类固醇药物，主要有比卡鲁胺和氟他胺。对于局限性前列腺癌，应用 MAB 疗法时间越长，PSA 复发率越低。而合用比卡鲁胺的 MAB 疗法，相对于单独去势可使死亡风险降低 20%，并可相应延长无进展生存期。

6. 根治术前新辅助内分泌治疗（NHT）

在根治性前列腺切除术前，对前列腺癌患者进行一定时间的内分泌治疗，以减少肿瘤体积、降低临床分期、降低前列腺切缘肿瘤阳性率，进而延长生存率。

7. 间歇内分泌治疗（IHT）

在雄激素缺如或低水平状态下，能够存活的前列腺癌细胞通过补充的雄激素获得抗凋亡潜能而继续生长，从而延长进展到激素非依赖的时间。IHT 的优点包括提高患者生活质量，可能延长雄激素依赖时间，可能有生存优势，降低治疗成本。IHT 的临床研究表明在脱离治疗期间患者生活质量明显提高，如性欲恢复等。可使肿瘤细胞对雄激素依赖时间延长，而对病变进展或生存时间无大的负面影响。IHT 更适于局限性病灶及经过治疗局部复发者。

8. 前列腺癌的辅助内分泌治疗（AHT）

AHT 是指前列腺癌根治性切除术后或根治性放疗后，辅以内分泌治疗。目的是治疗切缘残余病灶、残余的阳性淋巴结、微小转移病灶，提高长期存活率。主要针对切缘阳性，伴高危因素的患者，多数文献报道能延缓疾病进展时间，但能否提高患者的生存率尚无一致结论。治疗时机及时限的选择应综合考虑患者的病理分期、治疗不良反应和费用等，目前尚无定论。

（五）化疗

主要用于内分泌治疗无效或治疗后复发的病例。目前常用药物有5 - FU、CTX、ADM、MTX、VP - 16 等。化疗常与内分泌治疗、中医中药合并应用。

（六）冷冻疗法

目前临床上应用特制的液体氮制冷的冷冻探子经尿道置入前

列腺部位，使前列腺局部冷冻至 −180℃，持续冷冻 5～15 分钟，造成组织冷冻坏死。此法适用于治疗前列腺癌所引起的尿路梗阻、出血及疼痛等，临床经验表明，冷冻疗法只要选择病例适当，术中仔细操作，可以达到肿瘤坏死脱落的目的。

五、护理问题

1）有感染的危险。

2）排尿异常。

3）焦虑。

4）疼痛。

5）活动无耐力。

6）清理呼吸道无效。

7）体温过高。

8）自我形象紊乱。

9）便秘。

10）潜在并发症：出血、尿失禁、性功能障碍。

11）知识缺乏。

六、护理

（一）一般护理和治疗配合

1. 心理支持

住院患者特别是老年患者思考问题细致、处事经验丰富，当看到、听到他人手术的良好效果后，对手术解除病痛会寄予期望。但确定手术后，焦虑、恐惧、思前顾后的心态会接踵而来。各种心理变化过程，都会影响饮食与睡眠。医务人员应向患者及家属清楚地交代施行手术的必要性、可能取得的效果、手术的危险性、可能发生的并发症，以及术后恢复过程、注意事项，以取得患者和家属的信任，同时也使他们有一定的思想准备。与患者建立良好的信任关系，不仅是全面准确地收集资料的基础，同时有效的沟通也是减轻或消除患者抑郁情绪的重要措施之一。对于患者应给予更多的关心和爱护，特别是要尊重患者，积极主动与患者交谈，耐心解答问题，并经常给予鼓励和支持，使患者重新树立自信和自我价值感，以积极乐观的态度面对自己的疾病与健康状况。

2. 饮食指导

增加高蛋白、高维生素、粗纤维饮食的摄入，改善营养状况。

3. 其他

做好内分泌治疗和其他治疗的指导和护理。

（二）手术后护理

1. 生命体征监测

1）每 30~60 分钟测量血压、脉搏。

2）术后测体温 4 次/日，到体温恢复正常后 3 天，血象正常方可将测体温改为 2 次/日，如体温升高、多汗应对症处理，并准确记录体温变化。

3）准确记录出入量。

2. 引流及伤口的护理

1）保持腹腔引流通畅，并定时观察腹腔引流液的性质、引流量，准确记录。

2）妥善固定引流管，观察有无扭曲、受压、脱落等现象，如发现引流量及颜色异常及时通知医生。

3）伤口引流管保留 5~7 天，引流袋低于伤口。

4）观察伤口渗出情况，保持伤口敷料清洁干燥。

3. 体位和活动

1）术后体位：全麻＋连续硬膜外麻醉清醒后，改为半卧位。有利于增加肺的活动度，有利于降低腹肌张力，减轻疼痛，并有利于伤口引流。

2）术后活动：一般不受限制，可根据患者的体质，逐渐增加活动量。

4. 尿失禁患者的护理

1）应注意保持会阴部及床单干燥，以免引起会阴部湿疹、皮肤压疮。

2）手术后 2～3 天鼓励患者进行盆底提肛肌锻炼活动，以恢复尿道括约肌的控制力，具体做法：每日 5～6 次，每次 12～25 遍的提肛肌收缩运动。

5. 预防手术后并发症

护理重点是加强口腔护理、定时更换体位、锻炼深呼吸活动、早期离床活动、切口的无菌管理及严密观察临床各种反应。手术后比较多见的并发症为出血、感染、尿失禁、阳痿等，尿道狭窄偶有发生。出血表现为血尿，可以持续数周，如血尿逐渐变淡，表明出血减轻，可对症处理，如多饮水、口服消炎药等，但若有鲜血出现需立即返院检查。尿道狭窄可表现为排尿困难，可行尿道扩张术。

6. 术后饮食

1）术后胃肠功能恢复后开始进流食，次日改为半流食或软食，术后 3～4 日可进普食。

2）以高蛋白、高维生素、粗纤维的饮食为主，改善营养状况。

7. 心理护理

行睾丸切除术患者易出现心理问题，做好心理护理，解除其焦虑情绪。

（三）健康指导

1）加强自我情绪的调整，保持良好的心态。

2）坚持治疗和复查，提高生存时间。

3）继续进行肛提肌训练，改善尿失禁。

4）观察排尿情况，出现异常及时就医。

第五章　血液系统肿瘤

第一节　白血病

白血病，亦称作血癌，是一种造血系统的恶性肿瘤。

白血病的特征为骨髓内异常的白细胞弥漫性增生取代正常骨髓组织，并常侵入周围血液，使周围血内白细胞出现量和质的改变。血液白细胞数量常明显增多，但有时亦可正常甚至减少。白血病细胞可广泛侵及肝、脾、淋巴结等全身各组织和器官，并常导致贫血和出血。白血病在我国和世界各地都不少见。在我国各种恶性肿瘤死亡率中居第六或第七位。但在儿童和青少年的恶性肿瘤中，白血病则居第一位。

我国大多数地区，急性白血病比慢性白血病多见。无论急性或慢性白血病均以粒细胞性占多数，急性淋巴细胞白血病（ALL）次之，慢性淋巴细胞白血病（CLL）最少见。急性白血病多见于儿童和青少年，慢性粒细胞白血病（CML）多见于30~50岁，CLL多发生在50岁以上。各种类型的白血病都较多见于男性。

一、病因

对白血病病因的确切原因还在研究中。一般认为，骨髓干细胞内的 DNA 变异导致它们的恶化。其原因可以是暴露在放射线中、接触致癌物质和其他细胞内遗传物质的变异。病毒也可能导致白血病。

1. 病毒因素

早已证实 C 型 RNA 肿瘤病毒或称反转录病毒是哺乳类动物自发性白血病的病因。这种病毒能通过内生的反转录酶按照

RNA 顺序合成 DNA 的复制品，即前病毒，当其插入宿主的染色体 DNA 中后可诱发恶变。

肿瘤病毒携带有病毒源瘤基因（$v - onc$），大多数脊椎动物（包括人的细胞）基因体内有与 $v - onc$ 同源的基因称源瘤基因。$v - onc$ 被整合入宿主细胞的基因体内后可使邻近的基因发生恶变。反转录病毒的感染也可致源瘤基因激活，成为恶性转变的基因，导致靶细胞恶变。进入体内的病毒基因即使不含有 $v - onc$，如果改变了基因的正常功能，也有可能引起白血病。

2. 化学因素

一些化学物质有致白血病的作用。如接触苯及其衍生物的人群，白血病发生率高于一般人群。亚硝胺类物质，保泰松及其衍生物、氯霉素等诱发白血病的报告也可见到，但还缺乏统计资料。某些抗肿瘤的细胞毒药物如 HN2、CTX、丙卡巴肼、VP-16、VM-26 等，都公认有致白血病的作用。

苯的致白血病作用比较肯定。苯致急性白血病以急性粒细胞白血病（AML）和红白血病为主。烷化剂和细胞毒药物可致继发性白血病也较肯定，多数继发性白血病是发生在原有淋巴系统恶性肿瘤和易产生免疫缺陷的恶性肿瘤经长期烷化剂治疗后发生，乳腺癌、卵巢癌和肺癌化疗后也易发生继发性白血病。

3. 放射因素

放射因素包括 X 射线、γ 射线。有确切证据可以肯定各种电离辐射可以引起人类白血病。白血病的发生取决于人体吸收辐射的剂量，整个身体或部分躯体受到中等剂量或大剂量辐射后都可诱发白血病。然而，小剂量的辐射能否引起白血病，仍不确定。

日本广岛、长崎爆炸原子弹后，受严重辐射地区白血病的发病率是未受辐射地区的 17 ~ 30 倍。爆炸后 3 年，白血病的发病率逐年增高，5 ~ 7 年达到高峰，至 21 年后其发病率才恢复到接近于整个日本的水平。放射线工作者、放射线物质（比如[60]钴）

经常接触者白血病发病率明显增加。接受放射线诊断和治疗可导致白血病发生率增加。

4. 遗传因素

遗传因素和某些白血病发病有关。白血病患者中有白血病家族史者占 8.1%，而对照组仅 0.5%。近亲结婚人群急性淋巴细胞白血病的发病率比正常人群高 30 倍。某些染色体有畸变、断裂的遗传性疾患常伴有较高的白血病发病率，如 21 - 三伴综合征、布鲁姆（Bloom）综合征和范可尼（Fanconi）贫血等。

儿童急性淋巴细胞白血病患者 50% 有一种特殊掌纹，称为悉尼（Sydney）线。白血病和 HLA 抗原型别有某种联系，如急性淋巴细胞白血病常伴 HLA - A2 和 A9 等。都说明遗传因素和白血病的发病有某种联系，但对大多数白血病而言，白血病不是遗传性疾病。

5. 其他血液病

某些血液病最终可能发展为白血病，如骨髓增生异常综合征、淋巴瘤、多发性骨髓瘤（MM）、阵发性睡眠性血红蛋白尿等。

二、分型

（一）分型

白血病有多种类型，白血病的类型主要由血液内不正常的血细胞的类型来区分，学术上，有多种分类方法，常用的分类法有 FAB 分类法，以及由 WHO 推动的新的 WHO 分类法。这些分类法可以提供患者预后以及处置的指导。

1）ALL。

2）AML。

3）CLL。

4）CML。

5）年轻型骨髓单核细胞性白血病（JML）。

6）成人 T 细胞淋巴性白血病（ATL）。

成年人中最常见的是 AML 和 CML，儿童中比较常见的是 ALL。

（二）分类

白血病有以下几种分类方法：

1. 根据成熟程度分类

根据成熟程度可分为急性与慢性白血病。

急性白血病起病急、病程短，骨髓和周围血中以异常的原始及早期幼稚细胞为主，原始细胞常超过 30%。慢性白血病病程缓慢，骨髓及周围血中以异常成熟的白细胞为主，伴有幼稚细胞。原始细胞一般不超过 15%。

2. 根据增生细胞的类型分类

根据增生细胞的类型可分为淋巴细胞白血病和粒细胞白血病两类。

结合病情急缓和细胞类型，白血病总的可分为 4 种基本类型：①ALL；②CLL；③AML；④CML。

急性白血病与慢性白血病的临床表现、血象、骨髓象以及治疗原则都不相同。急性白血病经过治疗后可进入缓解期，一般不转变为慢性。慢性白血病后期常有急性变，临床表现很像急性白血病。

3. 根据周围血内白细胞的数量分类

根据周围血内白细胞的数量可分为白细胞增多性白血病（周围血内白细胞数量增多，>15 000/μl）和白细胞不增多性白血病（周围血内白细胞数量不增多，甚至减少）。

4. 根据白血病的免疫学分类

根据白血病的免疫学分类为应用单克隆抗体和分子生物学技术检测白血病细胞的免疫标记可鉴别白血病细胞的来源，如 ALL 可分为 T 细胞型、B 细胞型、前 B 细胞型和无标记细胞型等。

三、护理评估

（一）临床表现

儿童及青少年急性白血病多起病急骤。常见的首发症状包括发热、进行性贫血、显著的出血倾向或骨关节疼痛等。起病缓慢者以老年及部分青年患者居多，病情逐渐进展。此外，少数患者可以抽搐、失明、牙痛、牙龈肿胀、心包积液、双下肢瘫痪等为主要表现。

白血病的症状主要跟骨髓内造血功能的破坏有关。由于白细胞有穿渗进入组织的作用，部分症状也跟此种特性有关。大部分白血病的症状没有特殊性，拥有这些症状的人，不一定为白血病。白血病的患者，也不一定会拥有下面描述的所有症状。

1. 感染发热

感染发热是患者机体免疫功能低下的结果，易导致各种细菌、真菌感染，且较一般人易扩散和难治愈。其表现为咽炎、口腔炎、肺炎、蜂窝织炎、肛周脓肿、肠炎、膀胱炎等。特别是肺炎和胃肠道感染，可致败血症或脓毒血症，体温超过 38.5℃，是患者死亡的原因之一。

2. 贫血

60％以上的患者存在贫血。因患者血红蛋白减少，患者的首发症状就是贫血，且进行性加重，主要特征为皮肤苍白、头晕、乏力、心悸、气急、多汗等。

3. 淋巴结和肝脾大

此特征在 ALL 中最为常见。有一半以上的白血病患者在颈、锁骨上窝、腹股沟等处触摸到淋巴结肿大；腹部深触诊，可触及肿大的肝、脾。当然，肝、脾大不是白血病特有的，肝炎、肝脓肿、肝癌等，都可有肝大。溶血性贫血、伤寒等，可有脾大，应在充分检查后，与上述情况鉴别。

4. 骨关节疼痛

骨关节疼痛系白细胞浸润，破坏骨皮质和骨膜所致。这一特征以 ALL 最为常见，而又以儿童白血病居多。胸骨压痛对疾病的诊断有重要意义。关节疼痛局部常无红、肿、热现象。出现以上症状后，患者及家属要引起注意，及早到医院诊断，以尽早治疗。

5. 出血

因血小板减少，白细胞浸润小动脉、小静脉，使血管壁损伤，凝血因子缺乏、抗凝物质增多等因素，患者的出血发生率可为 67% ~75%，常以皮肤淤点、淤斑、齿龈渗血、鼻出血最为多见。女性可有月经过多。部分患者还可发生内脏或组织出血。如消化道出血时，患者可有黑便或血便；泌尿系统出血时，尿液呈洗肉水样；视网膜出血时，患者视物不清，甚至失明；发生颅内出血和蛛网膜下隙出血时，常可突然死亡。

6. 剧烈头痛

剧烈头痛因白血细胞在蛛网膜增生，蛛网膜下隙发生狭窄，致脑脊液循环障碍，引起交通性脑积水所致。患者会出现剧烈的爆炸性头痛，并伴有恶心、呕吐、视物模糊等。

7. 骨髓造血功能破坏引起的症状

1）容易发生青肿，点状出血：制造血小板的巨核细胞减少，以致血小板缺乏。

2）贫血：制造红细胞的母细胞减少，导致红细胞的缺乏。

容易在走动或运动时发生气喘和晕眩。

3）持续发热，感染经久不愈：大部分的白细胞都是白血病细胞，无正常功能，导致免疫力下降，容易受到感染。

8. 癌细胞穿渗组织引起的症状

主要有淋巴结肿大，骨痛或关节痛，为白血病细胞在骨髓内大量增生造成。轻敲 ALL 患者的胸骨，常会引起剧烈疼痛，牙龈肿胀，肝脾肿大。头痛和呕吐为白血病细胞穿渗进入中枢神经系统的表现。皮肤出现硬块，因为看起来呈微绿色，又称"绿色瘤"。还可引起心包膜或胸膜腔积液。

（二）实验室及其他检查

1. 血常规检查

血常规检查就是从手指或耳垂取微量的血液，检测红细胞、白细胞和血小板的数量，并对白细胞进行分类。正常情况下，外周血中不应该出现幼稚的血细胞。但白血病时，这些幼稚细胞在骨髓中不能分化成熟，便释放到外周血液中，所以血常规检查时就可以看见幼稚细胞。有时白血病的发现就是孩子在学校或幼儿园进行体格检查时，查血发现有幼稚细胞，这才引起家长的注意。

2. 免疫分型检查

做这项检查一般需要抽吸 2 ml 左右的骨髓，然后用一种叫作单克隆抗体的试剂去识别和划分白血病细胞的类型。

3. 骨髓常规检查

专家指出，如果怀疑有白血病，必须进行骨髓穿刺检查，对骨髓中的各类细胞进行计数和分类。正常情况下，骨髓中的幼稚细胞不会超过 5%，而白血病时，幼稚细胞增多，可超过 30%。尤其在儿童急性白血病时，骨髓幼稚细胞可为 80%~100%。骨髓检查是诊断白血病最有力的证据。如果发现骨髓幼稚细胞明显增多，再结合临床表现和体格检查，白血病是不难诊断的。但是，白血病的类型有很多，不同类型白血病的治疗方法也不一样。

（三）其他评估

1）既往史、家族史、个人史。注意患者在职业及居住环境中有无长期接触放射物质或化学毒物病史。

2）一般情况，营养状况，重要脏器功能。

3）心理状况和社会支持：患者对疾病的反应、亲人的关心程度及经济承受能力等。

四、治疗

白血病的治疗按不同类型有药物治疗（中药治疗、西药化疗）、放疗、免疫治疗、靶向治疗、骨髓移植、干细胞移植等。随着分子生物学、生物遗传学和中医中药的完善与进展，使白血病预后得到极大的改观。"白血病是不治之症"已成了过去。正规、系统地治疗可以使大多数白血病患者长期无病生存，可以痊愈。

（一）化疗

化疗如同一把双刃剑，给急性白血病患者带来康复的希望，同时也给很多患者身体造成伤害。化疗次数过少，达不到化疗应有的效果，因为刚发病时体内白血病细胞数量过高，需要充足的化疗药物杀伤这些体内的白血病细胞。如果化疗次数过多，身体的免疫力受到严重的摧残，体内残留的白血病细胞虽是星星之火，但没有人体免疫力的约束和控制，就会肆无忌惮地形成燎原之势，这也是很多患者在化疗中复发的道理。因此，化疗次数过多或过少都不好。

急性白血病患者性别、年龄、体质是不同的，病情程度、对化疗药物的耐受性也不同，所以很难对急性白血病化疗最佳次数定一个具体的数字，医生要根据患者的身体情况和化疗的效果来确定一个适合患者的化疗次数。如果患者身体比较强壮，化疗效果又挺好，可以多化疗几次；如果身体比较虚弱，化疗效果又不是很好，可以少化疗几次。

急性白血病的化疗可分诱导缓解和缓解后治疗两个阶段。诱导缓解的目的是迅速消灭尽量多的白血病细胞，使骨髓造血功能恢复正常，达到完全缓解的标准。所谓完全缓解即白血病的症状、体征完全消失，血常规和骨髓象基本恢复正常（骨髓中原始细胞<5%）。急性白血病未治疗时，体内白血病细胞数量为 10^{10} 以上；经治疗而达到完全缓解时，体内仍有相当的白血病细胞，估计为 10^9 以下。因此，完全缓解后仍需继续巩固和强化治疗，以便进一步消灭残存的白血病细胞，防止复发，延长缓解和生存时间，争取治愈。白血病复发大多数在骨髓，但也可在骨髓外，如中枢神经系统、睾丸等，故骨髓外白血病的防治也很重要。

化疗常见的毒副反应及处理：

1. 局部反应

很多药物如 HN2、ADM、VCR 等静脉注射时，如漏于皮下，可引起局部疼痛、肿胀或局部坏死。故静脉注射时需十分小心，万一药物外溢，需立即冷敷 6 ~ 12 小时，使血管收缩，减少药物的周围组织扩散。或局部注射生理盐水以稀释药物，并以普鲁卡因局部封闭。

2. 消化系统反应

大多数药物常有胃肠道反应。如恶心、呕吐、食欲减退、腹痛、腹泻等。食物宜清淡，必要时可予镇静剂以减轻反应。

3. 骨髓抑制

除 VCR 外，多数抗白血病药都可引起不同程度的骨髓抑制。故在使用时或停药后均应密切观察血常规变化，当中性粒细胞严重减少时，应注意隔离，防止交叉感染。同时应注意有无出血倾向。

4. 神经系统反应

VCR 对周围神经有明显毒性。可引起无力、四肢感觉障碍、腱反射消失等，停药后可好转。鞘内注射 MTX 可发生截瘫，应注意观察。

5. 心血管反应

ADM、三尖杉可引起心血管毒性反应。表现为心律失常或严重心肌病变。因此在使用三尖杉时，应注意滴速，不可过快，一般补液要求 6 小时内滴完。

（二）免疫细胞激活疗法

免疫细胞激活疗法是目前世界上最先进、最知名、最有效的疗法。

免疫细胞激活疗法的六大特色疗法主要包括：中频渗透修复疗法、自血激活再生疗法、光量子益髓生血疗法、水疗清毒活血疗法、中医养身健体疗法、心理固本培元疗法。采用免疫治疗、药物治疗、物理治疗、心理治疗、健体养身等方法综合治疗，满足了不同血液病患者的需求，全方位靶向定位治疗血液病，治疗更具准确性，有效性更强，见效更快，治疗水平已达国际领先水准。

临床实践中，根据不同血液病的具体特征和临床表现，运用免疫细胞激活疗法，对患者疾病进行针对性治疗，改变了以往单纯依靠激素、化疗和单一中成药治疗的缺陷。达到了治愈率高、复发率低的理想效果。

（三）免疫治疗

1. IFN 治疗

IFN 治疗是免疫治疗的一部分。免疫治疗一个是免疫细胞的治疗，还有一个是药物的治疗，免疫细胞的治疗是指把患者的细胞从血里面分离出来，在体外用一些细胞因子，使它变成一种杀伤细胞，再回输到血液中去，这种杀伤细胞可以识别肿瘤细胞进行杀伤。

2. 其他免疫治疗

1）活化吞噬细胞、自然杀伤（NK）细胞、细胞毒性 T 细胞等免疫细胞，诱导白细胞素，IFN - γ，INF - α 等细胞因子的分泌。

2）诱导癌细胞凋亡。

3）与免疫治疗药物（IFN - α2b）有协同作用。

4）减缓晚期白血病患者的疼痛，增加食欲，改善患者的生存质量。

5）增强免疫。

3. 生物细胞免疫治疗

生物细胞免疫治疗则是通过一种比较温和的方式来进行白血病治疗的，它是抽取患者的外周血，然后提取其中的单核细胞，进行体外培养与增殖，最后再回输到患者体内来查杀白血病细胞，从而达到了抑制复发和转移的效果。

生物细胞免疫技术具有效果好，痛苦小，安全性高，能够诱导杀伤白血病细胞，同时不伤害正常健康细胞等优点。如果联合化疗，可以减轻化疗的毒副作用，有效地延长患者的生命，防止白血病的复发，大大提高患者的生存质量。

（四）标靶治疗

标靶治疗的药物都是新药，虽然许多原本核准在某些癌症治疗的药物，后来发现也可以多方应用在其他癌症的治疗上，但必须注意的是标靶治疗在核准上市之初重点都不是用于治愈，而是要用来延长末期患者寿命的。

（五）干细胞移植

除了少数特殊患者可能会从自体移植中受益，绝大多数白血病患者应该做异体移植。随着移植技术的进步，供者选择、移植风险及远期预后等方面都已经有显著进步，因此，异体移植目前是各种中高危白血病重要的根治性手段。

（六）中枢神经系统白血病的治疗

虽然 ALL、AML 中的急性单核细胞白血病（M_4）等类型常见合并中枢神经系统白血病（CNSL），但是其他急性白血病也都可以出现。由于常用药物难以透过血—脑屏障，因此这些患者通常需要做腰椎穿刺鞘内注射化疗药物预防和治疗 CNSL。部分难治性患者可能需要进行全颅脑脊髓放疗。

（七）新的治疗方法展望

虽然干细胞移植可以获得较好的生存效果，但是移植物抗宿主病等并发症可能严重影响患者的生存质量。因此，选择性免疫治疗和各种分子靶向治疗是将来治愈白血病的希望，例如肿瘤疫苗、细胞治疗、细胞信号通路调节剂等。

（八）中医及中西医结合治疗

1. 单纯中医中药治疗

低增生性的白血病，不能耐受化疗，可用中医中药治疗。再是患病之初始终未用化疗药，尚未产生耐药性者，可用中医中药治疗，中医中药治疗适于幼稚细胞不是很高的患者。坚持每日服药，经过一段时间（一般3~4个月）可达到完全缓解。

细胞逆转法治疗白血病的新方法：细胞逆转雷同于西医的诱导分化。其内容是以祛瘀、清血、扶正、解毒一系列药物组合，有效地控制白血病细胞的增长，逐渐使之转化分解，同时杀死部分白血病细胞，再是通过调节人体免疫、提高人体新陈代谢，使毒素排出体外。通过如上对人体整体调节和针对性、综合性作用，达到治愈白血病的目的。传统中医中药治疗给我们治疗白血病带来了曙光。

2. 中西医结合治疗

中西医结合治疗即化疗期后配合扶正中药。以提升白细胞、血小板、增强人体的免疫功能及抗感染、止血的功能。在化疗缓解期仍可使用中医中药，一是促进人体的恢复，二是巩固化疗的效果，延缓下一次化疗时间。中西医结合治疗白血病，能取长补短，中医中药能弥补西医化疗不分敌我一味杀的不足，又能解决对化疗药耐药的问题，既避免了西药的毒副作用，又能缓解病情。

（九）心理治疗

无论是西医疗法，还是中医疗法，都非常重视精神心理因素在白血病防治中的重要作用。心理治疗可使人正确认识白血病，树立起与白血病斗争的信心，使人心胸开阔，情绪稳定，精神爽朗，能够辅助和帮助药物或其他疗法增强疗效，使症状得到缓解。因而，这也是白血病治疗中不可小视的一部分内容。

五、护理问题

（一）组织完整性受损

与血小板过低致皮肤黏膜出血有关。

（二）潜在并发症

脑出血。

（三）活动无耐力

与白血病引起贫血、白血病致代谢率增高、化疗药物副作用有关。

（四）有感染的危险

与正常粒细胞减少、免疫力低下有关。

（五）恐惧

与急性白血病疾病性质有关。

六、护理

（一）休息

白血病患儿常有活动无耐力现象，需卧床休息，但一般不需绝对卧床。长期卧床者，应常更换体位，预防压疮。

（二）预防感染

感染是导致白血病患儿死亡的重要原因之一。白血病患儿免疫功能减低，化疗药物对骨髓抑制常致成熟中性粒细胞减少或缺乏，使免疫功能进一步下降。粒细胞减少或缺乏和免疫功能下降是发生感染的危险因素。粒细胞减少持续时间越久，感染的威胁愈大。预防感染可采取以下措施。

1）保护性隔离：白血病患者应与其他病种患者分室居住，以免交叉感染。粒细胞及免疫功能明显低下者，应置单人病室，有条件者置于超净单人病室、空气层流室或单人无菌层流床。普通病室或单人病室需定期进行紫外光照射、戊二醛熏蒸。限制探视者的人数及次数，工作人员及探视者在接触患儿之前要认真洗手。

2）注意个人卫生：保持口腔清洁，进食前后用温开水或口泰液漱口。宜用软毛牙刷，以免损伤口腔黏膜引起出血和继发感染。如有黏膜真菌感染可用氟康唑或依曲康唑涂擦患处。勤换衣裤，每日沐浴有利于汗液排泄，减少毛囊炎和皮肤疖肿的发生。保持大便通畅，便后用温水或盐水清洁肛门，以防止肛周脓肿形成。

3）观察感染的早期表现：每天检查口腔及咽喉部，注意观察有无牙龈肿胀、咽红、吞咽疼痛感，皮肤有无破损、红肿，外阴、肛周有无异常改变等，发现感染先兆时，及时处理。对合并感染者可针对病原选用 2 ~ 3 种有效抗生素口服。肌内注射或静脉滴注。

4）严格执行无菌操作，进行任何穿刺前，必须严格消毒。各种管道或伤口敷料应定时更换，以免细菌生长。

（三）出血的护理

出血是白血病患儿死亡的又一主要原因，应重视出血的护理。

（四）使用化疗药物时应注意

1）掌握化疗方案、给药途径、密切观察化疗药物的毒性反应：鞘内注射时，药物浓度不宜过大，药液量不宜过多，应缓慢推入，术后需平卧 4~6 小时以减少不良反应。

2）熟练穿刺技术：化疗药物多为静脉途径给药，且有较强的刺激性。药物渗漏会引起局部疼痛、红肿及组织坏死。注射时需确认静脉通畅后方能注入。光照可引起某些药物分解。如 MTX 静脉滴注时需用黑纸包裹避光，以免药物分解。操作时最好戴一次性手套保护，以免药液污染操作者。

（五）输血的护理

骨髓暂时再生低下是有效化疗的必然结果。白血病在治疗过程中往往需输血液成分或输血进行支持治疗。输注时应严格输血制度。一般先慢速滴注观察 15 分钟，若无不良反应，再按患儿年龄、心肺功能、急慢性贫血及贫血程度调整滴速。输血过程中应密切观察输血引起的不良反应。

（六）增加营养

注意饮食卫生，给予高蛋白、高维生素、高热量饮食。鼓励患儿进食。食具应消毒，水果应洗净、去皮。

（七）缓解后的护理

白血病完全缓解后，患者体内仍有残存的白血病细胞，这是复发的根源，还需坚持化疗。化疗间歇期可出院，按医嘱给药及休养。已持续完全缓解 1~2 年者，化疗间歇期可上学，但应监测治疗方案执行情况，并教给家长进行护理的技术。

（八）健康教育

鼓励患儿学习，注意体格锻炼，增强抗病能力。使患儿的疾病、心理均获得治愈。持续完全缓解停止化疗者，应嘱定期随访，以便及时发现复发征象。

（九）饮食护理

白血病患者的表现之一是贫血，因此在药物治疗的同时，一定要鼓励患者食用一些富含铁的食物，如动物肝、甲鱼、黑豆、枣、黑木耳、蛋黄等。

（十）心理护理

1）热情帮助、关心患儿。让年长患儿认识珍惜生命的重要意义，建立起战胜疾病的信心。

2）向家长及年长患儿介绍白血病有关知识。宣传儿童白血病的预后已有很大改善。如 ALL 完全缓解率在 95% 以上，5 年以上存活者达 70%，部分患儿已获治愈。AML 的初治完全缓解率已达 75%。目前已公认白血病不是致死性疾病。

3）阐述化疗是治疗白血病的重要手段，让家长了解所用的化疗药物、剂量、副作用及可能出现的不良反应（如合并感染、出血、血尿、脱发等）。了解定期化验（血象、骨髓、肝肾功能、脑脊液等）的必要性，以及患儿所处的治疗阶段。使患儿能积极接受治疗，使治疗方案有效进行。

4）定期召开家长座谈会，让患儿家长交流护理与治疗配合的经验，讲述不坚持治疗带来的危害。

5）定期召开联欢会，让新老患儿家长交流体会。让初治者看到已治愈者的健康状况，从而增加治愈的信心。

（十一）健康指导

1. 合理饮食

饮食上避免高脂、高糖食品，少食油炸肥腻的食物和腌菜以及熏烤的鱼、肉等，多吃新鲜水果蔬菜（有报道说每周吃 4～6 次橘子和香蕉的人群，患白血病的概率可降低一半），不抽烟，少喝酒。水果蔬菜一定要反复清洗，尽量将残留的各种农药洗净。

2. 坚持锻炼

长期、规律的锻炼（如跑步、游泳、打太极拳等）能显著增强人体各脏器的功能，并可改善情绪、消除烦恼，保持乐观的性格，提高机体免疫力，正所谓"正气存内，邪不可干，精神内守，病安从来"。

3. 避免接触特殊化学物质

苯、二甲苯、甲醛、油漆可致白血病早已得到证实，所以，从事相关工作的工人一定要加强劳动防护，新房装修后应加强通风，以装修半年后入住为佳。乙双吗啉、氯霉素、细胞毒类抗癌药等均可诱发白血病，故上述药物一定要在医生指导下应用，并应经常检测血常规，以免顾此失彼，因小失大。此外，染发剂亦可引发白血病。

4. 远离电磁场、减少接触放射线

从事放射线工作和暴露于电磁场的工作者的白血病发病率均高，故上述人群应特别注意加强个人防护；另外，居民住所应远离电磁场和高压电线。婴幼儿及孕妇对放射线较敏感，故减少接触放射线有利于降低白血病的发病率（偶尔的、医疗上的 X 线检查剂量较小，基本上不会对身体造成影响）。

5. 出现白血病早期信号，应及时检查

白血病早期信号有发热、疲倦、鼻出血、牙龈出血、月经过多、关节疼痛，皮肤黏膜淤点、淤斑以及淋巴结肿大等。一旦出现上述早期信号，只需做一次血常规检查，基本就可以判断是否为白血病。如果不幸被确诊为白血病，早期进行治疗可达到事半功倍的作用。

第二节 淋巴瘤

淋巴瘤是一组原发于淋巴结和（或）结外部位淋巴组织的淋巴细胞或组织细胞的肿瘤，其发生大多与免疫应答过程中淋巴细胞增生分化产生的某种免疫细胞恶变有关。

淋巴结和淋巴组织遍布全身且与单核－吞噬细胞系统、血液系统相互沟通，淋巴液和血液在全身循环，故淋巴瘤可发生在身体的任何部位。

淋巴瘤有逐年增大的趋势，全世界有患者 450 万以上。在我国经标准化后淋巴瘤的总发病率男性为 1.39/10 万，女性为 0.84/10 万，男性发病率明显多于女性，两性发病率均明显低于欧美各国及日本。发病年龄最小为 3 个月，最大为 82 岁，以 20~40 岁为多见，占 50% 左右。城市的发病率高于农村。我国淋巴瘤的死亡率为 1.5/10 万，排在恶性肿瘤死亡的第 11~13 位。

一、病因和发病机制

淋巴瘤的病因和发病机制还不完全清楚，但病毒学说颇受重视。

伯基特（Burkitt）淋巴瘤有明显的地方流行性。1964 年 Epstein 等首先从非洲儿童 Burkitt 淋巴瘤组织传代培养中分离出

Epstein–Barr（EB）病毒。这类患者80%以上的血清中EB病毒抗体滴定度明显增高，而非Burkitt淋巴瘤患者滴定度增高者仅14%。普通人群中滴定度高者发生Burkitt淋巴瘤的机会也明显增多，上述均提示EB病毒是Burkitt淋巴瘤的病因。用荧光免疫法检测霍奇金淋巴瘤（HL）患者的血清，可发现部分患者有高效价抗EB病毒抗体。HL患者的淋巴结在电镜下可见EB病毒颗粒。而20%HL的里—斯氏（R–S）细胞中也可以找到EB病毒。EB病毒与HL的关系极为密切。EB病毒也可能是移植后淋巴瘤和AIDS相关淋巴瘤的病因。

日本的成人T细胞白血病、淋巴瘤有明显的家族集中趋势，且呈地区性流行。20世纪70年代后期，一种反转录病毒人类T淋巴细胞病毒Ⅰ型（HTLV–Ⅰ），被证明是成人T细胞白血病、淋巴瘤的病因。另一种反转录病毒HTLV–Ⅱ近来被认为与T细胞皮肤淋巴瘤（蕈样肉芽肿）的发病有关。卡波西（Kaposi）肉瘤病毒也被认为是原发于体腔的淋巴瘤的病因。

淋巴瘤细胞的转化和形成既与抗原刺激密切有关；淋巴瘤患者往往又有不同程度的免疫缺损（包括获得性免疫缺损）；在器官移植和肿瘤患者，由于免疫抑制剂的长期应用，继发淋巴瘤特别是非霍奇金淋巴瘤（NHL）明显高于对照组。所有这些都说明本病与免疫缺损有一定的因果关系。

在某些自身免疫性疾病和胶原疾病也易并发淋巴瘤。溃疡性结肠炎及克罗恩（Crohn）病患者罹患本病的可能也有所增加。另外，电离辐射、遗传因素等均与本病的发生有一定的关系。

总之，本病的病因虽未完全阐明，但病毒病因可能在某些淋巴瘤如Burkitt和T细胞淋巴瘤中有重要意义。

二、病理和分型

按组织病理学改变，淋巴瘤可分为HL和NHL两大类。

（一）HL

病理组织中发现 R - S 细胞是 HL 的特点。R - S 细胞大小不一，20 ~ 60 μm，多数较大，形态极不规则，胞质嗜双色性。核外形不规则，可呈"镜影"状，也可多叶或多核，偶有单核。核染色质粗细不等，核仁大而明显，可达核的1/3，可伴各种细胞成分和毛细血管增生及不同程度的纤维化。结节硬化型 HL 中 R - S 细胞由于变形，细胞质浓缩，两细胞核间似有间隙，称为腔隙性 R - S 细胞。R - S 细胞的起源现在还不清楚，有学者认为来源于高度突变的滤泡性 B 细胞，也有学者认为起源于 T 细胞或树突状细胞，HL 通常从原发部位向邻近淋巴结依次转移，越过邻近淋巴结向远处淋巴结区的跳跃性播散较少见。国内以混合细胞型最常见，结节硬化型次之，其他各型均少见。各型并非固定不变，淋巴细胞为主型的2/3可向其他各型转化，仅结节硬化型较为固定。HL 的组织分型与预后有密切关系。预后以淋巴细胞为主型最好，其次是结节硬化型，混合细胞型较差，淋巴细胞减少型最差。

（二）NHL

NHL 病变的淋巴结其切面外观呈鱼肉状。镜下正常淋巴结结构破坏，淋巴滤泡和淋巴窦可消失。增生或浸润的淋巴瘤细胞成分单一，排列紧密，大部分为 B 细胞性。NHL 常原发累及结外淋巴组织，往往呈跳跃式播散，越过邻近淋巴结向远处淋巴结转移。大部分 NHL 为侵袭性，发展迅速，易发生早期远处扩散。NHL 有多中心起源倾向，有的患者在临床确诊时已弥散至全身。

2000 年 WHO 提出了淋巴组织肿瘤的分型方案。该方案既考虑了形态学特点，也反映了应用单克隆抗体、细胞遗传学和分子生物学等新技术对淋巴瘤的新认识和确定的新病种，该方案还把淋巴细胞白血病也包括在内。

以下是 WHO（2000）分型方案中较常见的淋巴瘤亚型。

1. 边缘区淋巴瘤（MZL）

边缘区指淋巴滤泡及滤泡外套之间的结构，从此部位发生的边缘区淋巴瘤系 B 细胞来源，CD5$^+$，表达 bcl-2，往往被列入小淋巴细胞型或小裂细胞型，临床经过较慢，属于"惰性淋巴瘤"的范畴。共有 3 种：

1）淋巴结边缘区 B 细胞淋巴瘤±单核细胞样 B 细胞（MZL）：是发生在淋巴结边缘区的淋巴瘤，由于其细胞形态类似单核细胞，亦称为"单核细胞样 B 细胞淋巴瘤"。

2）脾边缘区 B 细胞淋巴瘤±绒毛状淋巴细胞（SMZL）。

3）黏膜相关性淋巴样组织结外边缘区 B 细胞淋巴瘤（MALT-MZL）：是发生在结外淋巴组织边缘区的淋巴瘤，可有 t（11；18），亦被称为"黏膜相关性淋巴样组织淋巴瘤"，包括甲状腺的桥本甲状腺炎、涎腺的干燥综合征及幽门螺杆菌相关的胃淋巴瘤。

2. 滤泡型淋巴瘤（FL）

发生在生发中心的淋巴瘤，为 B 细胞来源，CD5$^+$，bcl-2阳性，伴 t（14；18）。也为"髓性淋巴瘤"，化疗反应好，但不能治愈，病程长，反复复发或转成侵袭性。

3. 套细胞淋巴瘤（MCL）

曾称为外套带淋巴瘤或中介淋巴细胞淋巴瘤。在 IWF 常被列入弥散性小裂细胞型。来源于滤泡外套的 B 细胞，CD5$^+$，表达 bcl-1，伴 t（11；14）。临床上老年男性多见，占 NHL 的80%。本病发展迅速，中位存活期 2～3 年，属侵袭性淋巴瘤，化疗完全缓解率较低。

4. 弥散性大 B 细胞淋巴瘤（DLBCL）

是常见的侵袭性 NHL，常有 t（3；14），与 bcl-6 的表达有关，其 bcl－2 表达者治疗较困难，5 年生存率在 25% 左右。

5. Burkitt 淋巴瘤（BL）

由形态一致的小无裂细胞组成。细胞大小介于大淋巴细胞和小淋巴细胞之间，胞质有空泡，核仁圆，侵犯血液和骨髓时即为急性淋巴细胞白血病 L3 型。$CD20^+$，$CD22^+$，$CD5^-$，伴有 t（8；14），与 MYC 基因表达有关，增生极快，是严重的侵袭性 NHL。在流行地区以儿童多见，颌骨累及是其特点；在非流行区，病变主要累及回肠末端和腹部脏器。

6. 血管免疫母细胞性 T 细胞淋巴瘤（AITCL）

AITCL 过去认为是一种非恶性免疫性疾患，称为"血管免疫性母细胞性淋巴结病"，近年来研究确定为侵袭性 T 细胞淋巴瘤的一种，应使用含阿霉素的化疗方案治疗。

7. 间变性大细胞淋巴瘤（ALCL）

ALCL 亦称 Ki－1 淋巴瘤，细胞形态特殊，类似 R－S 细胞，有时可与 HL 和恶性组织细胞病混淆。细胞呈 $CD30^+$，亦即 Ki－1阳性，常有 t（2；5）染色体异常，临床常有皮肤侵犯，伴或不伴淋巴结及其他结外病变。免疫表型可为 T 细胞型。临床发展迅速，治疗同大细胞性淋巴瘤。

8. 周围性 T 细胞淋巴瘤

所谓"周围性"是指 T 细胞已向辅助性 T 细胞或抑制 T 细胞分化，可表现为 $CD4^+$ 或 $CD8^+$，而未分化的胸腺 T 细胞 CD4、CD8 均呈阳性。本型为侵袭性淋巴瘤的一种，化疗效果可能比大 B 细胞淋巴瘤较差。本型通常表现为大、小混合的不典型淋巴细胞，在分型中可能被列入弥散性混合细胞型或大细胞型，本型日本多见，在欧美占淋巴瘤的 15% 左右，我国也较多见。

9. 蕈样肉芽肿/赛塞里综合征（MF/SS）

MF/SS 常见为蕈样肉芽肿，侵及末梢血液为赛塞里综合征。临床属髓性淋巴瘤类型。增生的细胞为成熟的辅助性 T 细胞，呈 CD3$^+$、CD4$^+$、CD8$^-$。

三、临床分期

Ⅰ期：病变仅限于一个淋巴结区（Ⅰ）或单一淋巴外器官或部位（ⅠE）。

Ⅱ期：病变累及横膈同一侧两个或更多淋巴结区（Ⅱ）；或局限性累及一个淋巴外器官或部位并同时伴有一个或更多淋巴结区病变（ⅡE），但都在横膈同一侧。

Ⅲ期：横膈上下都有淋巴结病变（Ⅲ）；可同时伴有脾累及（ⅢS），或同时伴有淋巴外器官或部位累及（ⅢE），或两者均存在（ⅢSE）。

Ⅳ期：弥散性累及一个或更多淋巴器官或组织（如骨髓、肝、骨骼、肺、胸膜、胃肠道、皮肤、肾脏等）。淋巴结可有或无累及（Ⅳ）。

所有各期又可按有无全身症状（主要指发热、盗汗及 6 个月内体重减轻 10% 或更多）分成 A 或 B，A 表示无全身症状。

美国国家癌症研究所（NCI）对中度和高度恶性淋巴瘤的分期做了修订，此可作为制订治疗方案时的参考。

Ⅰ期：局限性淋巴结或结外病变（Ann Arbor 分期 Ⅰ 或ⅠE）。

Ⅱ期：两个以上淋巴结区受侵或局限性结外病变加一个引流区淋巴结受侵。

Ⅲ期：Ⅱ期加如下任何一项预后不良因素。

1）一般状况计分 ≤70 分。

2）有 B 症状。

3）任何肿块直径 >10 cm（特别是消化道）。

4）血清乳酸脱氢酶（LDH）>500 U。

5）3 个以上淋巴结区受侵。

为了准确的进行分期，应进行各项必要的检查。一般认为应包括以下各项：

1）详细的病史：包括首发症状，肿大淋巴结出现的时间、部位及增长速度，有否发热、盗汗及消瘦等全身症状。

2）全面体检：特别应注意淋巴结肿大、肝脾肿大、咽淋巴环及皮肤损害等。

3）血常规检查：包括血红蛋白、白细胞计数与分类（注意有无恶性细胞）、血小板计数、血沉等。

4）血化学检查：包括肝肾功能、血糖、乳酸脱氢酶等。

5）细胞及体液免疫测定。

6）骨髓穿刺（最好取双侧髂嵴）。

7）浆膜腔积液的细胞学检查：浆膜腔乳糜性积液或漏出液，无恶性细胞不改变病理分期。

8）影像学检查：胸正侧位 X 线片、胸或腹部 CT 或 MRI 等。

9）选择性诊断检查：骨扫描、腰椎穿刺及脑脊液检查、淋巴管造影及剖腹探查。

四、护理评估

（一）临床表现

由于病变类型和部位不同，临床表现也不一致。

1. HL

发病率低，占全部淋巴瘤的 10% 左右。多见于青年，儿童少见。

1）浅表淋巴结无痛性进行性肿大：是首发症状，尤以颈部最多见，其次为腋下和腹股沟。淋巴结肿大常不对称，初期可活动、不粘连，晚期融合成块，质坚而有弹性，呈橡皮样硬。深部淋巴结肿大少见，但可引起邻近器官压迫症状，如纵隔淋巴结肿大可致呼吸系统及上腔静脉压迫症；腹腔淋巴结肿大可产生腹痛、腹部包块及泌尿系统压迫症等。

2）发热：30%~50%患者以原因不明的持续或周期性发热而起病，男性较多，年龄稍大。发热可呈周期性（Pel–Ebstein 热型）或不规则型，伴有盗汗、疲乏和消瘦。

3）皮肤瘙痒：年轻女性患者多见，尤其全身瘙痒为本病的重要表现。

4）肝脾大：随病情进展而出现，以脾大较多见。

5）淋巴结外器官受侵犯：可出现肺实质浸润、胸膜腔积液、骨痛和脊髓压迫症等，但较 NHL 为少。

2. NHL

随年龄增长而发病增多，发病率高，占全部淋巴瘤的绝大多数。

1）淋巴结肿大：以浅表淋巴结肿大为首发表现者较 HL 少见，约占 50% 的患者。

2）淋巴结以外器官受侵犯，较 HL 多见，以咽淋巴环、胃肠、骨髓、皮肤及中枢神经系统受累为多。胃肠侵犯部位多见于小肠，可有腹痛、腹泻和腹块。皮肤表现较 HL 常见，多为特异性损害，如肿块、皮下结节、浸润性包块、溃疡等。骨髓受累可并发白血病。中枢神经系统病变多发生在疾病进展期，主要累及脊髓和脑膜，可引起截瘫、尿潴留等。此外，骨骼、肝、肾、肺、胸膜、心包等都可受侵犯而出现相应临床表现。

3）发热、消瘦、盗汗等全身症状和皮肤瘙痒均较 HL 为少。

4）发展迅速，血源性弥散较早，易发生远处扩散，预后差。

（二）实验室及其他检查

1. 血常规检查

早期一般无特别。贫血见于晚期或合并溶血性贫血者。白细胞除骨髓受累之外一般正常，嗜酸性粒细胞增多，以 HL 常见。

2. 骨髓象

骨髓未受淋巴瘤侵犯之前，一般无异常。在 HL 的骨髓涂片中找到恶性淋巴瘤细胞（Reed – Sternberg 细胞）对诊断有价值。

3. 生化检查

血沉加快提示病情处于活动期；病情进展时血清铜及铁蛋白升高，缓解期则下降；锌与之相反。碱性磷酸酶升高可能有肝或骨骼受累。肝受累者同时可伴有 5 – 核苷酸酶升高。高钙血症提示有骨侵犯。

4. 免疫学异常

HL 患者对结核菌素和其他刺激原反应性降低，体外淋巴细胞转化率减低，其程度与疾病的进展有关。

5. 活体组织检查

活体组织检查为肯定诊断所不可少的检查方法。一般应选择下颌部或腋部的淋巴结。

6. 纵隔镜检查

纵隔镜可经胸膜外进入纵隔做活检，比较简便安全。

7. CT、MRI 和声像图检查

CT、MRI 和声像图检查可发现胸内、腹膜后、肠系膜的淋巴结病变及肝脾病变。

8. 剖腹检查

剖腹检查可明确脾、肝及腹腔内淋巴结是否受累，为采用放疗，确定照射野所必不可少的（病理分期）。如同时做脾切除，还可以避免因脾区放疗对邻近组织器官的损伤。

（三）其他评估

1）询问患者及家属对疾病的认知及恐惧程度、家庭的经济承受能力。

2）一般情况、营养状况、重要脏器功能等。

五、治疗

放疗和化疗的联合应用，可使淋巴瘤的疗效提高较快。HL中60%～80%可长期无病存活。NHL的疗效虽较HL为差，但半数患者可以长期缓解。

（一）HL

1. 手术治疗

由于放疗及化疗的进展，目前HL中外科手术仅限于活检及剖腹探查和脾切除或解除肿瘤压迫重要的或威胁生命的器官如脊髓等。

2. 化疗

常用药物有烷化剂（如HN2、苯丁酸氮芥、CTX、BCNU、CCNU）、VCR，糖皮质激素及丙卡巴肼（PCB）为HL第一线药物。其余如替尼泊苷（VM26）、ARA－C等为第二线药物。ADM与BLM对成人HL的有效率分别为80%和50%。由于单药对HL治疗完全缓解率较低，且不易获得长期持续缓解，故目前多数采用联合化疗。

3. 放疗

^{60}钴治疗机或直线加速器均有效。照射方法有局部、不全及全身淋巴结照射3种。不全淋巴结照射除照射受累淋巴结及肿瘤组织外，尚需包括附近可能侵及的淋巴结区。剂量为35～40 Gy，3～4周照射完毕为1个疗程。

4. 免疫治疗

有研究用 IFN、卡介苗等免疫治疗 HL，并且取得了可喜成果。

5. 自体骨髓移植

自体骨髓移植方法是先将患者骨髓抽出保存，然后再给予大剂量化疗或放疗，间隔一段时间后，将原保存的骨髓回输到患者体内。此术可起到保护骨髓作用。

6. 复发期治疗

1）如多个淋巴结区或原放疗部位复发，血常规提示患者能耐受时，用 MOPP 化疗方案或其他剧烈化疗方案。

2）如多个淋巴结区复发，或放疗部位复发，血常规提示患者耐受情况差时，用单一化疗。

3）如非照射部位淋巴结复发或淋巴结外复发，但血常规提示患者条件差时，可用局部放疗。

（二）NHL

1. 化疗

联合化疗对中度恶性及高度恶性 NHL 的疗效很好。

1）低度恶性 NHL

（1）CVP 方案

CTX　400 mg/m^2·d，口服，第 1~5 天；

VCR　1.4 mg/m^2，静脉注射，第 1 天；

PDN　100 mg/m^2，口服，第 1~5 天。

21 天为 1 个周期，共 6 周期。

（2）COPP 方案：

CTX　600 mg/m^2，静脉注射，第 1 天、第 8 天；

VCR　1.4 mg/m^2，静脉注射，第 1 天、第 8 天；

PCZ　100 mg/m^2，口服，第 1~14 天；

PDN　60 mg/m^2，口服，第 1~14 天。

28 天为 1 个周期，共 6 周期。

2）中高度恶性 NHL

（1）CHOP 方案

CTX　750 mg/m^2，静脉注射，第 1 天；

ADM　40 mg/m^2，静脉冲入（简称静冲），第 1 天；

（或 EPI 50 mg/m^2，静冲，第 1 天）

VCR　1.4 mg/m^2，静冲，第 1 天、第 8 天；

PDN　100 mg，口服，第 1~5 天。

21 天为 1 个周期。

（2）BACOP 方案

BLM　10 mg/m^2，肌内注射，第 15 天、第 22 天；

（或 PYM 8~10 mg/m^2，肌内注射，第 15 天、第 22 天）

ADM　25 mg/m^2，静冲，第 1 天、第 8 天；

（或 EPI 40 mg/m^2，静冲，第 1 天、第 8 天）

CTX　650 mg/m^2，静脉注射，第 1 天、第 8 天；

VCR　1.4 mg/m^2，静冲，第 1 天、第 8 天；

PDN　60 mg/m^2，口服（顿服），第 15~28 天。

28 天为 1 个周期。

2. 生物治疗

1）IFN：包括白细胞 IFN，IFN-α-2a，IFN-α-2b，IFN-β，IFN-γ。有效率为 10%~52%。

2）单克隆抗体：NHL 大部分为 B 细胞性，后者 90% 表达 CD20。HL 的淋巴细胞为主型也高密度表达 CD20，凡 CD20 阳性的 B 细胞淋巴瘤均可用 CD20 单抗（如美罗华，每次 375 mg/m^2）治疗。已有临床报告 CD20 单抗与 CHOP 等联合化疗方案合用治疗惰性或侵袭性淋巴瘤，可明显提高肌酐清除率（CR）和延长无病生存时间。B 细胞淋巴瘤在造血干细胞移植前用 CD20 单抗做体内净化，可以提高移植治疗的疗效。

3. 放疗

原则基本上与 HL 相同。

六、护理问题

1）体温过高。

2）低效性呼吸形态：与肿大的淋巴结压迫呼吸道有关。

3）营养失调——低于机体需要量，与高热有关。

4）有感染的危险与白细胞下降有关。

5）有皮肤完整性受损的危险，与皮肤瘙痒有关。

6）潜在并发症：贫血、上腔静脉综合征。

7）疲乏。

8）知识缺乏（特定的）。

9）个人应对无效。

七、护理

（一）一般护理

早期患者可适当活动，尤其是低度恶性患者，不一定住院治疗。有发热时或晚期患者应卧床休息。室内保持空气新鲜，温、湿度适宜。由于发热、化疗药物副作用及放疗反应，患者常有食欲下降、恶心、呕吐，应注意合理调配饮食，给高热量、高蛋白、富含维生素的饮食。执行保护性医疗制度，做好心理护理。

（二）化疗护理

遵医嘱给予化疗药物，化疗药物易引起胃肠道反应：恶心、呕吐，还有皮炎、脱发，骨髓抑制，偶有肝、肾功能损害。患者化疗时出现上述反应需遵医嘱对症处理，并向患者解释脱发、皮炎在停药后可恢复。其他化疗药物副作用及防治可参考急性白血病。

（三）放疗护理

放疗期间应定期查白细胞计数，低于 $3 \times 10^9/L$，则应报告医生，询问是否停止治疗。若患者出现恶心、呕吐等副反应，应遵医嘱给予对症处理，且向患者说明上述症状在放疗停止后会逐渐消失。放疗局部若有烧伤，要及早涂烫伤油膏保护皮肤。

（四）症状护理

1. 高热

发热是恶性淋巴瘤患者常见症状之一，呈周期性、持续性、一过性高热。因发热会使患者产生紧张、焦虑、恐惧等心理反应，应尽量满足其各种需要，以同情、安慰的态度支持患者，设法减轻其心理压力。增加患者舒适感，调节适宜的温、湿度，减少噪声干扰。给予高蛋白、高热量、高维生素易消化饮食，少量多餐，补充足够水分。发热伴寒战时可增加盖被并注意安全，防止因寒战剧烈而坠床。注意观察体温及变化规律。可采用物理降温及药物降温的方法。

2. 皮肤瘙痒

部分患者可有局部或全身瘙痒伴皮肤脱屑，告之患者剪短指甲，不要用力搔抓，以免破溃发生感染，保持被服清洁干燥，及时清理脱屑，可涂用炉甘石洗剂止痒。

3. 上腔静脉综合征

当患者纵隔部位淋巴结肿大时常导致患者咳嗽、胸闷、轻中度呼吸困难、颜面部水肿、胸壁静脉曲张，有的患者还可出现神经系统症状，如头痛、视物模糊和意识障碍等。因此，在护理上应密切观察生命体征，维持舒适体位，半卧位时横膈下降可保持充足的肺通气，低流量吸氧以缓解缺氧症状，避免利用上肢输液。饮食中限制钠盐（食盐、味精、苏打等）的摄入以减轻水肿，并准确记录出入量。对意识有障碍的患者，要保证安全，防止各种损伤发生。

（五）康复护理

恶性淋巴瘤的规范综合治疗后，根据不同类型、不同病期，患者的愈后、生存期也各不相同。康复是一个动态过程，需要定期随访，发现疑问及时治疗。恶性淋巴瘤常见的康复问题有疲乏、脱发、放射性脏器炎。

（六）健康指导

1）向家属及患者讲述有关疾病的知识及治疗方法，化疗、放疗的副作用，指出近几年由于治疗方法改进，淋巴瘤缓解率大大提高，不少患者达到完全治愈，鼓励患者定期来院化疗或放疗，并与医护人员积极配合，克服治疗中的副反应。

2）全部治疗结束，患者仍要保证充分休息、睡眠，加强营养，心情舒畅以提高免疫力。如有身体不适或发现肿块应及早来医院检查。

第三节　多发性骨髓瘤

多发性骨髓瘤（MM）是恶性浆细胞病中最常见的一种类型，又称骨髓瘤、浆细胞骨髓瘤或 Kahler 病。

发病率估计为（2~3）/10 万，男女比例为 1.6:1，大多数患者年龄 >40 岁，黑人患者是白人的 2 倍。

一、病因

MM 的病因迄今尚未完全明确。临床观察、流行病学调查和动物实验提示，电离辐射、慢性抗原刺激、遗传因素、病毒感染、基因突变可能与 MM 的发病有关。MM 在遭受原子弹爆炸影响的人群和在职业性接受或治疗性接受放射线人群的发病率显著高于正常人群，而且接受射线剂量愈高，发病率也愈高，提示电离辐射可诱发本病，其潜伏期较长，有时长达 15 年及 15 年以上。据报告，化学物质如石棉、砷、杀虫剂、石油化学产品、塑料及橡胶类的长期接触可能诱发本病。

二、护理评估

（一）临床表现

MM 临床表现多种多样，有时患者的首发症状并不会使人直接考虑到本病，若不警惕本病并做进一步检查，则易发生误诊或漏诊。

1. 骨痛

骨痛是本病的主要症状之一。疼痛程度轻重不一，早期常是轻度的、暂时的，随着病程进展可以变为持续而严重。疼痛剧烈或突然加剧，常提示发生了病理性骨折。

2. 贫血及出血倾向

贫血是本病另一常见临床表现。贫血程度不一，一般病程早期较轻、晚期较重，血红蛋白可降到 < 50 g/L。造成贫血的主要原因是骨髓中瘤细胞恶性增生、浸润，排挤了造血组织，影响了造血功能。此外，肾功能不全、反复感染、营养不良等因素也会造成或加重贫血。

出血倾向在本病也不少见。常见部位为鼻腔、牙龈、皮肤，晚期可能发生内脏出血及颅内出血。导致出血的原因是血小板减少和凝血障碍。

3. 反复感染

本病患者易发生感染，尤以肺炎链球菌肺炎多见，其次是泌尿系感染和败血症。病毒感染中以带状疱疹、周身性水痘为多见。

4. 肾脏损害

肾脏病变是本病比较常见而又具特征性的临床表现。由于异常单克隆免疫球蛋白过量生成和重链与轻链的合成失去平衡，过多的轻链生成，相对分子质量仅有 23 000 的轻链可自肾小球滤过，被肾小管重吸收，过多的轻链重吸收造成肾小管损害。此外，高钙血症、高尿酸血症、高黏滞综合征、淀粉样变性及肿瘤细胞浸润，均可造成肾脏损害。患者可有蛋白尿、本周（Bence-Jones）蛋白尿、镜下血尿，易被误诊为"肾炎"。最终发展为肾功能不全。肾功能衰竭是 MM 的致死原因之一。在大多数情况下，肾功能衰竭是慢性、渐进性的，但少数情况下可发生急性肾功能衰竭，主要诱因是高钙血症和脱水，若处理及时、得当，这种急性肾功能衰竭还可逆转。

5. 高钙血症

高钙血症的发生率报告不一，欧美国家 MM 患者在诊断时高钙血症的发生率为 10% ~ 30%，当病情进展时为 30% ~ 60%。我国 MM 患者高钙血症的发生率约为 16%，低于西方国家。高钙血症可引起头痛、呕吐、多尿、便秘，重者可致心律失常、昏迷甚至死亡。钙沉积在肾脏造成肾脏损害，重者可引起急性肾功能衰竭，威胁生命，故需紧急处理。

6. 高黏滞综合征

常见症状有头晕、头痛、眼花、视力障碍、肢体麻木、肾功能不全，严重影响脑血流循环时可导致意识障碍、癫痫样发作，甚至昏迷。眼底检查可见视网膜静脉呈结袋状扩张似"香肠"，伴有渗血、出血。因免疫球蛋白包裹血小板及凝血因子表面，影响其功能，加之血流滞缓损伤毛细血管壁，故常有出血倾向，尤以黏膜渗血（鼻腔、口腔、胃肠道黏膜）多见。在老年患者，血液黏度增加、贫血、血容量扩增可导致充血性心力衰竭发生。雷诺现象也可发生。

7. 高尿酸血症

血尿酸升高 >327 μmol/L 者在 MM 常见。北京协和医院 MM 91 例患者中，61 例（67%）有高尿酸血症。血尿酸升高是由于瘤细胞分解产生尿酸增多和肾脏排泄尿酸减少的结果。血尿酸升高虽然很少引起明显临床症状，但可造成肾脏损害，应予预防和处理。

8. 神经系统损害

瘤细胞浸润、瘤块压迫、高钙血症、高黏滞综合征、淀粉样变性以及病理性骨折造成的机械性压迫，均可成为引起神经系统病变和症状的原因。神经系统症状多种多样，既可表现为周围神经病和神经根综合征，也可表现为中枢神经系统症状。胸椎、腰椎的压缩性病理性骨折可造成截瘫。北京协和医院 125 例中 12 例有神经系统病变，周围神经病变 3 例、神经根损害 3 例、颅内损害 2 例、脊髓受压而致截瘫 4 例。

9. 淀粉样变性

免疫球蛋白的轻链与多糖的复合物沉淀于组织器官中即是本病的淀粉样变性。受累的组织器官常较广泛，舌、腮腺、皮肤、心肌、胃肠道、周围神经、肝、脾、肾、肾上腺、肺等均可被累及，可引起舌肥大、腮腺肿大、皮肤肿块或苔藓病、心肌肥厚、心脏扩大、腹泻或便秘、外周神经病、肝脾大、肾功能不全，等等。淀粉样变性的诊断依赖组织活检病理学检查，包括形态学、刚果红染色及免疫荧光检查。欧美国家报道淀粉样变性在 MM 的发生率为 10% ~ 15%，而我国的发生率为 1.6% ~ 5.6%。由淀粉样变性损害正中神经引起的腕管综合征在西方国家多见，而国内尚未见报告。

10. 肝脾大及其他

瘤细胞浸润、淀粉样变性导致肝脾肿大。肝大见于半数以上患者，脾大见于约 20% 患者，一般为肝、脾轻度肿大。淋巴结一般不肿大。少数患者可有关节疼痛，甚至出现关节肿胀、类风湿样结节，系骨关节发生淀粉样变性的表现。皮肤损害如瘙痒、红斑、坏疽样脓皮病、多毛仅见于少数患者。个别患者有黄瘤病，被认为是单克隆免疫球蛋白与脂蛋白结合的结果。

(二) 实验室及其他检查

实验室检查对 MM 的诊断、分型、临床分期及预后判断都有重要意义。

1. 外周血

贫血见于绝大多数患者，随病情进展而加重。一般属正细胞正色素性贫血，但可有大细胞贫血伴骨髓幼红细胞巨幼样变，也可因有失血而表现为小细胞低色素性贫血。红细胞常呈缗钱状排列，血沉也明显加快，常在 80 mm/h 以上，此因异常球蛋白包裹红细胞表面使红细胞表面负电荷之间排斥力下降而相互聚集的结果。红细胞聚集现象可能给红细胞计数、血型检查造成困难。

白细胞计数正常或减少。白细胞减少与骨髓造血功能受损及白细胞凝集素的存在有关。白细胞分类计数常显示淋巴细胞相对增多至 40% ~ 55%。外周血涂片偶可见到个别瘤细胞，若出现大量瘤细胞，应考虑为浆细胞白血病。

血小板计数正常或减少。血小板减少的原因是骨髓造血功能受抑和血小板凝集素存在的缘故。当血小板表面被异常球蛋白覆盖时，功能受到影响，可成为出血的原因之一。

2. 骨髓象

骨髓瘤细胞的出现是 MM 的主要特征。瘤细胞数量不等，一般占有核细胞5%以上，多者可在80%以上。骨髓一般呈增生性骨髓象，各系统比例与瘤细胞数量有关，当瘤细胞所占比例较小时，粒细胞和红细胞系比例可大致正常，巨核细胞数也可在正常范围；当瘤细胞数量较多，所占比例较大时，粒细胞系、红细胞系及巨核细胞均可明显减少。值得提出的是，在部分患者，特别在病程早期，骨髓瘤细胞可呈灶性分布，单个部位骨髓穿刺不一定检出骨髓瘤细胞，此时应做多部位骨髓穿刺或骨髓活检，方可发现瘤细胞。瘤细胞易位于涂片尾部，应注意检查涂片尾部。

3. 血清异常单克隆免疫球蛋白

异常单克隆免疫球蛋白增多引起的高球蛋白血症是本病的重要特征之一。血白蛋白减少或正常，A/G 比例常倒置。异常单克隆免疫球蛋白大量增多的同时，正常免疫球蛋白常明显减少。

4. 尿液

常规检查常发现有蛋白尿、镜下血尿，但管型少见，有时可见到浆（瘤）细胞。具有诊断意义的是尿中出现本周蛋白，又称凝溶蛋白，该蛋白在酸化的尿液中加热至 $50 \sim 60℃$ 时发生凝固，但进一步加热则又溶解。本周蛋白就是自肾脏排出的免疫球蛋白轻链。在 MM，瘤细胞不仅合成和分泌大量单克隆免疫球蛋白，而且重链与轻链的合成比例失调，往往有过多轻链生成，故血中轻链浓度明显升高。轻链的相对分子质量仅23 000，可通过肾小球基底膜而排出，故出现本周蛋白尿。由于单克隆浆（瘤）细胞仅能合成一种轻链（κ 或 λ 链），故本周蛋白仅为一种轻链。应用免疫电泳可确定本周蛋白为何种轻链。近年来采用速率散射比浊法定量测定尿中轻链含量，显著提高了尿液轻链检测的敏感度和精确度。既往用酸加热法检测本周蛋白的阳性率为30% ~ 60%，且有假阳性。而采用尿液轻链定量法的阳性率几近

100%，且不出现假阳性。正常人尿中有 κ 和 λ 两种轻链，含量均低。尿中出现大量单一轻链，而另一种轻链含量减低甚至检测不出，是 MM 的特征之一。

5. 肾功能

肾功能常受损，尤多见于病程中期、晚期。血肌酐、尿素氮、内生肌酐清除率测定、酚红排泄试验、放射性核素肾图等检查可确定肾功能是否受损及受损程度。晚期可发生尿毒症，成为死因之一。当患者有大量本周蛋白尿时，应避免进行静脉肾盂造影，因造影剂可能与本周蛋白发生反应而导致急性肾功能衰竭。

6. 血液生化异常

血钙常升高，国外报道高钙血症在 MM 的发生率为 30% ~ 60%，国内报道发生率为 15%。

7. X 线及其他影像学检查

X 线检查在本病诊断上具有重要意义。本病的 X 线表现有下述 4 种：

1）弥漫性骨质疏松：瘤细胞浸润及瘤细胞分泌激活破骨细胞的因子（IL - 1、淋巴细胞毒素、肿瘤坏死因子、破骨细胞激活因子）引起普遍性骨质疏松。脊椎骨、肋骨、盆骨、颅骨常表现明显，也可见于四肢长骨。

2）溶骨性病变：骨质疏松病变的进一步发展即造成溶骨性病变。多发性圆形或卵圆形、边缘清晰锐利似穿凿样溶骨性病变是本病的典型 X 线征象，常见于颅骨、盆骨、肋骨、脊椎骨，偶见于四肢骨骼。

3）病理性骨折：骨折在骨质破坏的基础上发生，最常见于下胸椎和上腰椎，多表现为压缩性骨折。其次见于肋骨、锁骨、盆骨，偶见于四肢骨骼。

4）骨质硬化：此种病变少见，一般表现为局限性骨质硬化，出现在溶骨性病变周围。弥漫性骨质硬化罕见。IgD 型骨髓瘤较易并发骨质硬化。

8. 骨显像

γ-骨显像是近年来用于检查骨质异常的手段之一。在本病，溶骨性病变表现为病变部位有放射线浓集。此法可一次显示周身骨骼，且较 X 线敏感。X 线仅在骨骼脱钙在 30% 以上时才能显示出病变，而 γ-骨显像在病变早期即可出现放射线浓集征象。但值得指出的是，γ-骨显像虽然敏感性较高，但特异性却不高，任何原因引起的骨质代谢增高均可导致放射线浓集征象，故应注意鉴别。

9. CT 与 MRI 检查

CT 和 MRI 也用于本病的诊断性检查，特别当骨髓瘤侵犯中枢神经系统或脊椎有压缩性骨折损伤脊髓、神经根时，CT 及（或）MRI 检查可为诊断提供重要信息。

10. B 超检查

可提示泌尿结石、心肌肥厚。

11. 放射性核素检查

放射性核素肾图检查可确定肾功能损害程度。

（三）其他评估

重点评估患者的性格特征、对疾病的适应能力、承受能力、文化程度、经济状况、社会家庭支持情况等。

三、治疗

（一）支持治疗

支持治疗在本病的治疗上占有重要地位，不容忽视。

长期卧床患者容易发生骨骼脱钙、高钙血症、肾功能不全。应鼓励患者经常进行适当的活动有助于改善上述状况。若骨痛限制活动时，可予止痛剂或局部放疗达到止痛效果；胸肋骨或胸腰椎有病变者，应配用轻便矫正性支架加以保护，既可减轻疼痛，又可防止病理性骨折；对已有严重胸和（或）腰椎压缩性骨折并有可能损及脊髓而截瘫患者，需限制活动；胸椎、腰椎有溶骨性病变患者应睡铺有软垫的木板硬床，防止脊柱弯曲过度引起骨折而损伤脊髓。

贫血应得到改善或纠正，输红细胞使血红蛋白浓度维持在80 g/L 以上，以改善患者一般情况，使之能够耐受化疗。红细胞生成素皮下或静脉注射有助于改善贫血。血小板减少引起出血时，可输浓缩血小板悬液，当高黏滞综合征严重时，可采用血浆交换法，迅速去除异常大量免疫球蛋白，降低血浆黏滞度，缓解症状。

高钙血症用静脉注射降钙素 5～10 U/（k g·d），静脉滴注帕米膦酸二钠 60～90 mg/d，口服泼尼松（60 mg/d）可有效降低血钙。

高尿酸血症者口服别嘌醇 300～600 mg/d 可有效降低血尿酸水平。

脱水是由尿钙增多引起多尿，肾小管功能不全引起多尿，以及高钙血症引起呕吐等因素所造成，治疗上一方面给予补液，使尿量在 1 500～2 000 ml/d，另一方面及时处理高钙血症。对肾功能不全患者，按肾功能不全治疗原则处理。

本病患者易并发感染，应注意预防感冒，保持口腔卫生，一旦发生感染，应针对病原菌选用有效抗生素，力求早期控制感染，肌内注射人血丙种球蛋白难以达到有效预防感染作用，静脉输注大剂量人血丙种球蛋白在本病预防和治疗感染的作用尚在研究之中。

（二）放疗

放疗适用于不宜手术切除的孤立性骨浆细胞瘤和髓外浆细胞瘤的治疗，同时也是减轻局部剧烈骨痛的有效治疗手段，此外，对于化疗无效的复发性或耐药性患者采用半身放疗或半身放疗加联合化疗，有效率约为 50%，放射剂量一般为上半身 6.25 Gy，或下半身 8.5 Gy，近年来由于骨髓移植的进展，周身放疗多作为造血干细胞移植前预处理措施之一，而不再单独使用。

（三）化疗

化疗是本病的主要治疗手段，新化疗药物的应用和用药方法的改进是近年来本病疗效提高的关键因素。

作为单药治疗，美法仑，CTX，HN2，甲基苄肼（PCZ），BCNU，替吉奥（CCNU），VCR，ADM，VP-16 等均有疗效。

（四）IFN 及其他生物反应调节剂

IFN 是具有抗病毒，影响（抑制或刺激）细胞生长，调节免疫等多种功能的细胞因子，IFN 对细胞（包括肿瘤细胞）生长的影响多表现为抑制作用，同时 IFN 也有激活 NK 细胞、激活细胞毒性 T 细胞、刺激 B 细胞合成免疫球蛋白等调节免疫作用，因此被用于肿瘤包括本病的治疗。应用 IFN-α 10^6 U 皮下注射，1 周 3 次，至少 6 周，单药治疗本病初治患者的有效率为 10% ~ 20%，多为部分缓解，若与化疗合并使用，是否优于单用化疗尚有争论。

虽然较多的报道肯定化疗合并 IFN-α 可提高缓解率和延长缓解期，但部分报告认为加用 IFN-α 对疗效并无影响，至于难治性病例，各家报道均认为 IFN-α 很难奏效，对于化疗取得完全缓解后患者的维持治疗，虽然部分研究报道持否定态度，但是多数研究肯定应用 IFN – α 10⁶ U 皮下注射，1 周 3 次，长期注射作为维持治疗，可以获得延长缓解期的效果。此争论尚待进一步研究澄清。

IL – 6 是诱导 B 细胞分化和刺激 B 细胞—浆细胞生长的重要细胞因子，人骨髓瘤细胞体外培养需要 IL – 6，骨髓瘤患者骨髓中及血清中 IL – 6 水平也显著升高，这些都提示 IL – 6 在本病的发病机制中起着重要作用，因此有研究应用抗 IL – 6 单克隆抗体治疗本病，初步报道有一定疗效，但有待进一步研究证实。

（五）造血干细胞移植

化疗虽在本病取得了显著疗效，但未能治愈本病，故自 20 世纪 80 年代起试用骨髓移植配合超剂量化疗和周身放射根治本病，同基因、异基因、自身骨髓（包括外周血干细胞）移植均已应用于本病的临床治疗。

（六）手术治疗

当胸椎或腰椎发生溶骨性病变使患者卧床不起并可能因发生压缩性骨折而导致截瘫时，可以进行病椎切除，人工椎体置换固定术，成功的手术将使患者避免发生截瘫，在一定程度上恢复活动能力，提高生存质量。

四、护理问题

1. 体温改变
发热与疾病本身或感染有关。
2. 有感染的危险
与放化疗机体免疫力下降有关。
3. 舒适改变
疼痛与骨损坏有关。

4. 有皮肤黏膜完整性受损的危险

与放疗引起局部皮肤烧伤有关。

5. 营养失调

低于机体需要，消瘦与疾病消耗有关。

6. 皮肤受损

压疮与身体移动障碍、长期卧床有关。

7. 自理能力丧失

活动障碍与骨损害有关。

五、护理

（一）休息

一般患者可适当活动，过度限制身体活动会促进患者继发感染和骨质疏松，但绝不可剧烈活动，应避免负载过重，防止跌、碰伤，视具体情况使用腰围、夹板，但要防止由此引起血液循环不良。如患者因久病消耗，机体免疫功能降低，易发生并发症时，应卧床休息，减少活动。有骨质破坏时，应绝对卧床休息，以防止引起病理性骨折。

（二）为防止病理性骨折

应给患者睡硬板床，忌用弹性床。保持患者有舒适的卧位，避免受伤，特别是坠床受伤。

（三）饮食护理

给予高热量、高蛋白、富含维生素、易消化的饮食。肾功能不全的患者，应给予低钠、低蛋白或麦淀粉饮食，以减轻肾脏负担。如有高尿酸血症及高钙血症时，应鼓励患者多饮水，每日尿量保持在 2 000 ml 以上，以预防或减轻高钙血症和高尿酸血症。

（四）卧床护理

对肢体活动不便的老年卧床患者，应定时协助翻身，动作要轻柔，以免造成骨折。受压处皮肤应给予温热毛巾按摩或理疗，保持床铺干燥平整，防止压疮发生。

（五）口腔护理

肾功能损害的患者，因代谢物积累过多，部分废物进呼吸道排出而产生口臭，影响患者食欲。应做好口腔护理，并给予0.05%氯己定液和4%碳酸氢钠液交替漱口，预防细菌和真菌感染。

（六）疼痛护理

随着病情进展，骨痛症状难以缓解，骨痛程度轻重不一，主要发生于富含红骨髓的骨骼，如肋骨、胸骨等。神经根可因受压而出现神经痛。要关心体贴患者，尽量减轻患者痛苦。尤其对患者因身体活动时引起的疼痛，应密切观察，细心护理。按医嘱给予适量的镇静止痛药，必要时可给予哌替啶、吗啡等镇痛药。也可进行局部放疗，以减轻症状。神经性疼痛的患者可给予相应的局部封闭或理疗。

（七）贫血护理

观察贫血的症状和判断贫血程度，给予相应的护理。

（八）预防感染

本病以呼吸道感染和肺炎为多见，其次是泌尿道感染，故应保持病室空气清新，温湿度适宜，避免受凉和防止交叉感染，协助患者经常更换体位，及时排痰；鼓励水化利尿。

（九）化疗护理

化疗期间患者应多饮水，每日入液量不少于 3 000 ml，并碱化尿液，准确记录液量，维持水、电解质平衡。

（十）心理护理

疏导患者说出自己的忧虑，加倍地给予关爱和照顾，尽力缓和患者的精神压力，帮助患者正视现实，摆脱恐惧，情绪平稳。

（十一）健康指导

本病的发生与环境、饮食等因素有关，故预防本病发生，增强患者的体质，积极治疗慢性疾患，避免放射线及化学毒物的接触，对疾病的防治具有重要的意义。首先应避免与致癌因素接触，若有接触史或症状可疑者，应定期体检，争取早期发现、及时治疗，患者宜参加适当的、经常性的活动，以减少脱钙，注意个人卫生，防止感染，尤其要注意口腔黏膜和皮肤的清洁，防止感冒。